U0229485

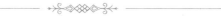

　　对于炎症性肠病，比"黏膜愈合"更高层次的，应该是"心理愈合"。因为前者不可控，而后者可控并最终决定生命质量！

　　仅以本故事，献给在炎症性肠病的"荒城"中彷徨的朋友们。

春風度

走出炎症性肠病的荒城

张馨梅 /著

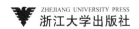
浙江大学出版社

图书在版编目（CIP）数据

春风度：走出炎症性肠病的荒城 / 张馨梅著. —
杭州：浙江大学出版社, 2018.3
ISBN 978-7-308-17958-4

Ⅰ.①春… Ⅱ.①张… Ⅲ.①肠疾病－诊疗 Ⅳ.
①R574

中国版本图书馆CIP数据核字（2018）第015383号

春风度：走出炎症性肠病的荒城

张馨梅　著

责任编辑	金　蕾　张　鸽	
责任校对	丁佳雯　陈静毅	
封面设计	春天书装	
插　　画	杨舒晴	
出版发行	浙江大学出版社	
	（杭州市天目山路148号　邮政编码310007）	
	（网址：http://www.zjupress.com）	
排　　版	杭州兴邦电子印务有限公司	
印　　刷	浙江印刷集团有限公司	
开　　本	880mm×1230mm　1/32	
印　　张	4.375	
字　　数	84千	
版 印 次	2018年3月第1版　2018年3月第1次印刷	
书　　号	ISBN 978-7-308-17958-4	
定　　价	25.00元	

版权所有　翻印必究　　印装差错　负责调换
浙江大学出版社发行中心联系方式（0571）88925591；http://zjdxcbs.tmall.com

序

　　突然接到陈焰主任的电话,陈焰主任要我给张馨梅医生的小说《春风度:走出炎症性肠病的荒城》写序,我答应得很勉强。不情愿的原因:一是现代小说、散文和诗歌的泛滥使我从心底里对现代文学作品产生了不加甄别的抵触,也因此有好多现代文学精品我都没读过;二是实在太忙,不想分心。但有感于陈焰主任对IBD公益事业的激情和非常人可比的执着,就算仅为不让她扫兴也得答应。另一个应允的动机是对作者的好奇:要有怎样的天赋和自幼打下的文学功底才能让一个超负荷临床工作的医生写小说?所以,先答应了再说。

　　初读第一章觉得没什么,不就是把一名临床医生的专业诊疗工作用科普性、诙谐性的语言表达吗?继续往下读,很快被吸引了。一幅幅活生生的我们医生再熟悉不过的画面随着故事的展开一一在我脑海里浮过,一切都那么的真实,真实得就像我经历过的故事。读的当中一直就在想,书中的故事一定是有生活原型的,也许文学加工的成分不大,读了作者后记才知道主人公果然是有原型的。书中的所有故事,经常发生在我们医生和医

序

生所诊治的病人之间，作者只是把我们平常的工作、病人和病人家人给我们留下的感动以及极少数病人家人的无情(有时是出于无奈)用文学语言再现出来而已。我不知道，也没必要知道，书中患病的何煦媛和男友万山分别给万山父母写信及万山父母的回信是否是完全虚构的，反正我是流着眼泪读完的，因这真实地发生在我们周围，那份亲人之间的坦诚和情感是真实的，只是真实事件中不一定有这么好的语言表达水平而已。

为小说写序，应该是文人才能干的活，而我不是文人，只是一名医生。好在该书作者也不是专业文人，也只是一名医生。一名医生给另一名医生的小说作品写序，古今中外可能当属首例。那不管写得如何肤浅，都有得到读者宽宥的理由。我真不敢从文学角度去评论一部作品，我只想说，一个怕被滥竽充数的现代文学作品耽误时间而对其敬而远之的我，读了这本小说后沉浸在小说故事中久久不能释怀。至于作者，从该作品中就可看出她的文学修养，也可看出她的医学专业素养和对医学的热爱。我想，该小说一定能引起消化科医护人员和病人们的心灵共鸣。如果删减那些医学专业的篇幅，就故事情节所剖析的社会现象和相关人物的心路历程而言，相信该书会为非医学专业的普通读者所认可和推崇。

吴小平

完笔于2018年2月4日凌晨5点

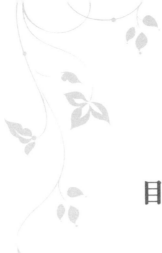

目 录 | CONTENTS

第一章 "迷宫"初探

当第一束光伴着一股凉爽的气浪闯进这个黑暗世界的时候,这个世界的所有居民都不由得缩紧了身体。光越来越强,其后方拖着一条长长的黑色的尾巴,不,这看上去更像是头顶探照灯的黑蛇强硬地探入了黑暗的深渊。

在这耀眼的探照灯下,黑暗世界渐渐显现出了光怪陆离的形态。这是一条蜿蜒狭长的筒状隧道,间或以一个突然的钝角或锐角拐向另一个方向,整个空间走起来更像是阴森的迷宫。"黑蛇"前行时先是照到了红黄斑驳的成片内壁,那像是油漆未干的涂鸦墙,在急拐弯后,照见了一片红色的丘壑。这里,半球状的隆起在内壁上一个挨着一个又杂乱无章地挤在一起,像是用巨大的鹅卵石严密堆砌的墙面,凸起的鹅卵石墙向内占据着空间,形成窒息性的压迫感。圆钝的红色顶面在光照下泛出不规则的点点白光,显出潮湿、黏腻的质感。鹅卵石之间的沟壑里,不时涌起一小股黄白色的稠厚黏液,像是火山爆发后流淌出来的岩浆。"黑蛇"在经过某处"鹅卵石墙"拐角的时候,头部蹭到了墙体。墙体被蹭的地方微微凹陷,漾起一圈红晕,然后从中心渗出一股鲜红的液体,整个墙体跟着缓缓抖动起来,像一阵风吹过后海面的荡漾。正是这种绵软的抖动,撕下了迷宫岩石刚性的伪装,暴露出它肉体软性的本质。

"黑蛇"在黑暗迷宫中探行了约1.5米,花了约10分钟,探明了三处较为集中的"鹅卵石墙"以及间断出现的难以计数的"涂鸦墙"。偶尔,还能够看到几段未经任何修饰的光洁的淡黄色内壁,那些光洁的淡黄色内壁就像是为探险者提供短暂休息的驿站。之后,"黑蛇"走进了一个"死胡同"。一番探寻后,它找到了一条狭长的裂缝,偶尔有稀薄的黄色液体从缝中渗出。左右两扇厚重的门合拢着,守护着这个唯一的出口。"黑蛇"头部对准裂缝,猛地向前一顶,撞开厚门,闯了进去。里面依旧是深邃的黑暗,与之前的迷宫不同的是,这里更为狭窄,在光照之下,只见内壁像铺设了一层厚厚的鹅黄色绒毯,显得娇嫩可爱。"黑蛇"又前行了约15厘米,望着远处的黑洞,停止了前行,开始后撤。

这短短的10分钟,对于黑暗世界的居民来说,漫长得像过了一个世纪。因为黑暗是这个世界与生俱来的固有属性，若不是发生了什么特殊事件，这世界，包括它的居民，本就应该从黑暗中来，从黑暗中去。然而，这突如其来的光亮震慑了所有的居民，它们惊惶地屏息凝视，任凭"黑蛇"长驱直入而来不及做出任何应对。在这个寂静的世界里，"黑蛇"喘气的"呼呼"声显得格外清晰。

就在"黑蛇"退出那扇厚门的时候，迷宫内壁最表面的那层叫作"上皮细胞"的居民最先反应过来。上皮细胞像列兵似的一个挨着一个贴满了迷宫内壁，由于它们的个头太小，放眼望去，只能看到成千上万个由它们铺成的叫作"黏膜"的组织。黏膜，就是"黑蛇"所看到的各种奇怪的内壁的表面。就在这一片红通通的黏膜当中，有一个上皮细胞突然大声叫起来："拯救者来了！救救我们！快带我们离开这儿！离开这儿！"这声呐喊通过细胞间的信号转导，迅速传遍了整个黏膜组织，黏膜沸腾了！数以万计的呐喊声瞬间迸发出来。"救救我们！""带我们离开这儿！""带我们消灭炎症细胞！""消灭叛军！"呼喊声一浪高过一浪。一部分上皮细胞甚至手拉着手涌向"黑蛇"，试图集体挣脱黏膜的束缚，跟着"黑蛇"逃离这里。但"黑蛇"光溜溜的身躯没有给它们任何抓手，它们短暂地接触"黑蛇"后，又被背后强大的力量拉回了黏膜墙。

上皮细胞求救的呐喊声在横向传遍同类的同时，也纵向传到了"炎症细胞"那里，也就是上皮细胞口中的"叛军"。此时，大量炎症细胞正游荡在黏膜和黏膜下层，向上皮细胞投放出叫作"炎症因子"的弹药，对它们进行疯狂的攻击和屠杀。就在刚刚，透过上皮细胞筑起的黏膜墙，炎症细胞感觉到了一道异样的亮光，接着从表面传下来的信号立刻让它们感受到了敌意和威胁：有外来力量介入，上皮细胞暴动了！大量的炎症细胞气急败坏地趋近黏膜，端起武器，加强了对暴动的镇压！

这里，根本不是寂静的迷宫！这里，是一座暴政下的集中营！

只是，这里所有的呐喊，除了施暴者和受暴者，没有人听得见。

在上皮细胞的暴动中，"黑蛇"兀自向后撤离，光亮一寸一寸地消失，无尽的黑暗再次袭来。上皮细胞本以为迎来的被外界拯救的希望，眼看着就要变成更大的绝望了。它们中间的一群杯状细胞哭泣起来，晶亮的泪水把原本黏腻的空间变得更为黏腻。这时，"黑蛇"在一片"鹅卵石墙"前突然停止了撤退，几秒钟后，它从嘴里伸出一根细细的钢丝，钢丝末端突然张开，一口咬住了一处隆起的黏膜，然后以迅雷不及掩耳之势扯下一小块黏膜缩回了嘴里。随后，"黑蛇"退退停停，伸出的钢丝又在另外三处分别咬下一块黏膜。每一块黏膜都带有成千上万个上皮细胞居民和大量叛军，它们就这样突然从这座集中营里被带走了，留下流淌着鲜血的伤口。这突如其来的一切，再次把集中营震慑得出奇的寂静。当光亮退得越来越远,刚才哭泣的杯状细胞突然大笑起来:"希望还是来临了!离开的兄弟们将作为信使把这里发生的一切传递出去!"

黏膜墙再次沸腾起来。"有救了!有救了!有救了!"欢呼声在越来越黑的迷宫中绵延1.5米,直到"黑蛇"退出,迷宫的大门"砰"的一声斩断了最后一束亮光。

第二章　晴天霹雳

"铺,路,石,样,改,变⋯⋯"何煦媛低着头一字一顿地念着自己的肠镜报告,晃晃悠悠间两条腿居然也能顺利地把她带进了消化科诊室。

"报告出来了,主任！您帮我看下严重吗?"何煦媛一进门就急切地问道。

被煦媛称为"主任"的女医生,叫闻度,她背靠门坐在诊桌前,被白大衣包裹的背影娇小玲珑,末梢微微卷曲的马尾辫配了一枚精致的天蓝色发卡,这种小清新的装束很难让人联想到"主任"这个资深名号。

"从你的症状和初步的肠镜报告来看,我们考虑你可能得了克罗恩病。"闻主任仔细翻阅着何煦媛的病历本,并参看了刚刚出来的肠镜报告,慎重地说出了这个结果。

"克罗恩病?！我没听说过啊,这是什么病?"

"这么说吧,有一类比较少见的特殊肠道炎症性疾病,我们将其称为炎症性肠病,简称IBD。克罗恩病,就是其中的一种。名字听着挺怪的吧,它是以发现这个病的外国医生的名字命名的,以后听得多了,你就不觉得怪了。这种病不像普通的肠炎,拉几天肚子,吃几天药就好了,它有个漫长的过程,会出现发烧,会引起腹痛、腹泻,甚至会有便血。你断断续续地发生腹痛、腹泻有半年多了,瘦了10来斤,这些都符合克罗恩病的常见症状。"闻主任语速很快,一边打着手势一边解释,看得出来这是她在长期工作中训练出来的习惯,使得她能在最短的时间内,用最通俗简练的语言最有效地向病人传递最准确的信息。

"可是这些症状会不会是我生活不规律,吃东西不注意导致的呢?最近半年,我工作压力挺大的,我从事广告创意工作,竞争很激烈,有时候做一个文案就能把我折腾好几个通宵,要么赶进度饿着不吃,要么狂吃一顿,烧烤、炸鸡、啤酒,都吃过。还有,我最近在减肥,所以这体重下降……"

闻主任笑着打断她:"生活不规律当然不是什么好事,也可能是你近期病情加重的诱因。但是你的肠镜表现可不是单纯用吃几顿炸鸡,配几瓶啤酒可以解释的。你看,正常的大肠黏膜是像这样光滑的。你的却长了好多大大小小的溃疡,说明这里的炎症反应很重,大肠黏膜受损,失去了正常的功能。

最严重的地方，就像这儿，这是降结肠，裂隙样的深溃疡把黏膜变得疙疙瘩瘩，像鹅卵石铺的路面一样，我们管它叫铺路石样改变，这也是克罗恩病比较典型的特征。"

看着这坑坑洼洼的"铺路石"，何煦媛想起上大学时有次考试快迟到了，为了赶时间，骑车抄了一条近道过去。那是宿舍和教学楼间一片小树林里的一条小道，小道铺满了粗大的鹅卵石，"咯噔，咯噔……"，她骑上去就后悔了，赶到考场的时候，已是两腿酸软，却还是迟到了5分钟。想到这里，何煦媛感到一阵腹痛，有一股气体在肠间游走，她听到一串沉闷的肠鸣。她想象着这股气体在自己坑坑洼洼的肠道中跋涉，就像当年自己骑车经过鹅卵石小道，"咯噔，咯噔……"，前进得那么艰难。最后，终于"噗"的一声，冲了出来。

顿时，何煦媛的心头"咯噔"一下，她真希望闻主任没听见。

"肚子还有点胀痛吧？那是做肠镜的时候给你注入了少量气体，按顺时针方向揉肚子，把气排出来就好了。"闻主任一边飞速地书写病历，一边轻描淡写地解释着，倒是化解了何煦媛的尴尬，也加深了何煦媛对她的好感。

"闻主任，那这病能治好吧？"

"如果确诊为克罗恩病的话，那么我们会给你制定一个长期的治疗方案。刚才说了，这是一个慢性疾病，可能会伴随你很长时间，甚至有可能伴随一生……"

"一生！"

"治疗痊愈后，也会有复发的风险……"

"复发！"

"所以，这种疾病的诊断需要一个非常谨慎的过程，我们还需要等待你的肠镜病理报告，由于在你的回盲部附近也看到了明显的炎症，所以，还需要排除肠结核。确诊后制定治疗方案同样需要非常谨慎，需要结合你身体各个方面的情况。所以，你需要住院。我知道你还有很多问题，别急，住院以后，咱们边给你做检查边谈。"

"住院？天哪！"

第三章　沮丧

从诊室出来以后，何煦媛仍然停留在对那个叫作"克罗恩病"的病一知半解的状态。但一纸住院通知单，像突如其来的入侵者，一下子把她的世界变成了灰色。天仿佛是塌了一半了。但从另一半天上洒下来的光告诉她，也可能没有医生说得那么严重呢？和所有阅历不丰富的年轻人一样，她的第一反应是"凡事问百度"，于是坐在候诊区的椅子上，掏出手机，输入了关键词：克罗恩病。百度网站对这几个字的描述大致与闻主任说的一样：不明原因……肠道炎症……手术……复发……尚无根本治愈的方法！最后这几个字如一闷棍敲在何煦媛的心上。平时服务如此贴心的"度娘"，此时突然变成了面目狰狞的毒舌妇！对何煦媛来说，疾病本身并不是多么可怕的事情，年轻时经历过一些病痛的磨砺，甚至和死亡亲密接触过一回，体验过一把"失去才知道珍惜"的悲壮，然后满血复活，带着满满的正能量，用一种全新的眼光看待世界，对待生活，再以经历过"大难不死"的资本跟年轻人谈人生，何尝不是一种万丈的豪情！但这种悲壮和豪情是有前提的，前提是疾病必须能被彻底治好，就像小时候骨折，拆完石膏后又能蹦蹦跳跳。病能被治愈，这是底线！这是底线！无法治愈？开什么玩笑？不能接受！不能接受！

"不能治愈"的克罗恩病超越了何煦媛接受磨砺的底线，于是，另一半天也塌了。她的世界全暗了下来。

何煦媛没有去办理住院手续，她想静一静。相对于内心灰暗的世界，春日傍晚不算太强的光线仍然显得刺眼，于是眼皮只好垂了下来，似乎这样是对自己的一种保护。半垂的眼皮之下，目光所及之处都是路人的肚子。不管大腹便便还是精壮健硕，不管配着漂亮的腰带还是露着肚脐，在此时的何煦媛眼里，都没有任何区别。她的眼睛似乎能透过衣服直接看到人们肚里的肠子。那些健康的肠子，欢快地蠕动着，运转着。慢慢地，似乎所有人都变成透明的了，她满眼只看得见肠子，前前后后、左左右右飞舞着的肠子。在这许许多多的肠子中，为什么只有自己的发生了炎症，出现了溃疡，变成了所谓的"铺路石样"！沮丧再次攻心，何煦媛几乎要晕倒了。

何煦媛是那种典型的"不识愁滋味"的女孩。她出身于知识分子家庭。她的父母很是开明，从小便给她自我支配的自由，而她也是聪明的，她被上天特别眷顾，一路坦途，任性骄傲。上小学时，她的数学成绩班上第一，报第二课堂时班主任让她去学奥数，她因为喜欢画画就放弃了令人垂涎的奥数名额，改报了美术班，且在各种美术比赛中屡屡获奖。上高中时，"克隆羊"的新闻铺天盖地，由此她对生物学产生了兴趣，最终如愿考入了某重点高校的生物系。然而，在大学期间，在社团担当宣传大任之际又让她把美术的老本领发挥得淋漓尽致，而繁复枯燥的生物学在她看来又变得索然无味。为了让每天清晨叫醒自己的是理想，而不是闹钟，在毕业季身旁的同学们都忙着考研、出国、找对口单位的时候，她潇洒地应聘了广告公司，做起了创意设计，走上了自己想要的职业道路。何煦媛，在28岁之前想要做的事情总能做到，于是她有充分的自信去任性地以为，只要她愿意，自己的生命就有无限潜力与可能。半年前，当她第一次出现腹泻的时候，她一点儿都没在意，照样为了自己心动的创意废寝忘食地工作着，照样在一通熬夜加班结束之后肆意地吃着炸鸡，喝着啤酒。每月站在健康秤上看着体重一公斤一公斤地往下掉，还得意地扭着小腰，心想不用节食竟然也瘦了，真是赚到了。直到最近半个月，腹部开始有一阵阵的隐痛，腹泻突然增加到一天5次，有时居然便中带血，周围所有人都说："你气色不好啊，是不是病了？"她才意识到，有些东西，超出了她能力掌控的范围，这一次，她恐怕不能再任性了。今天的检查结果令她感到愤懑,她想责难,却不知道该把矛头指向谁,那就骂苍天吧:你给了我那么美好的生活,为什么要在我最美好的年华收回它?

夜幕降临,何煦媛走累了,在路边的长椅上坐了下来。手机响了,来电人:肥哥。何煦媛按了"拒绝"键,她不想和任何人说话。半分钟后,"肥哥"再次来电,煦媛接起电话:"炸鸡,炸鸡,肠子都吃烂了!"然后当街大哭起来。

"肥哥"实名万山,是何煦媛的男朋友。10年前,他们坐在生物系的同一间教室里,那时的万山还没有那么胖,中等个头,不善言辞,几乎没有给何煦媛留下任何印象。直到有一天,系里组织参观自然博物馆时,他俩同时指着一个晶莹剔透的古生物标本喊道:偕老同穴! 这才有了第一次四目相对。何煦媛就像突然在土里发现了一尊兵马俑,产生了想要进一步了解这个男生的兴趣。而万山心中也升起了一股莫名的欣快感,居然有女生和他有相同的关注点。然后,这两人就开始相约一起自习,之后就成了班里公开的"班对儿"。何煦媛对万山的了解过程也酷似考古过程,因为内向的他不会自己从土里钻出来展示给她看,得靠她一点一点地挖。等全挖出来后,她才发现,这个男生除了认真、宽厚,居然还有才情和幽默,时不时赋诗一首,还挺押韵的。何煦媛给他两个字的评价:闷骚! 而何煦媛的活泼、精怪也让万山有种生活中老树开花的感觉。大概这就是互补吧,尽管有时煦媛会小小地欺负一下万山，但万山还是愿意呵护她，并支持她转行去做她真正喜欢的事情。而他自己本科毕业后则继续读书深造，然后按部就班地在一家生物公司上班。10年来，两人始终在同一个城市，在这个远离故乡的地方，他成了她最大的依靠。何煦媛是个正宗吃货，万山是她的首席陪吃员，多年来他们腻在一起逛吃逛吃的结果就是万山的体重从原来的130斤变成了150斤，"肥哥"着实是被何煦媛一手催肥的。煦媛喜欢他胖胖的样子，抱起来很是温暖。而万山心想，不能再胖了，否则拍婚纱照时该惨不忍睹了。是的，万山已暗自开始策划求婚。但是他不知道早在半年前何煦媛就开始间断出现腹泻，她没告

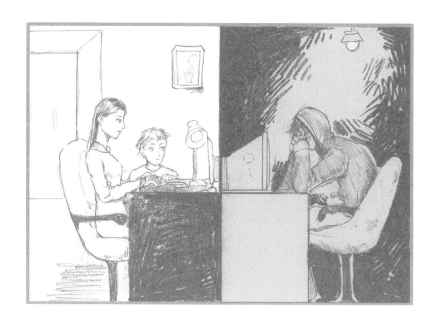

诉他。于是,他照例在煦媛加班后用陪吃的方式犒劳她。"想吃什么?""炸鸡,啤酒!""走起!"直到2周前煦媛惊惶失措地打电话给他:"肥哥,我拉血了!"他才心急火燎地把煦媛送进了医院。他不知道煦媛的身体发生了什么,但总觉得自己难辞其咎:煦媛明明瘦了那么多,自己怎么就没发现?居然还纵容她加班,还陪吃。

　　万山找到了挂着泪痕的何煦媛,抱着她,轻轻说道:"咱再也不吃炸鸡,不喝啤酒了。明天请假吧,我陪你去办住院手续,能治好的。"

第四章 "肠城"战史

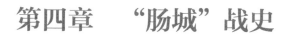

石蜡切片中的几块黏膜已失去了生命的迹象,上皮细胞与炎症细胞的汹涌对峙,永远定格在它们掉入福尔马林的那一刻,就像小学课本里那块著名的琥珀,将一只蜘蛛和一只苍蝇之间的对峙永远定格了。这些被定格在切片中的上皮细胞们,英勇地完成了作为信使的使命。这小小的切片,便是一座伟大的烈士纪念碑。

自从信使出逃,黑暗迷宫发生了微妙的变化。炎症对黏膜的咬噬仍在继续,黑暗中却有无数上皮细胞昂起头来,重生的希望仿佛把它们带回到久远的和平年代。

那真的是很久以前的事情了,具体有多久?如果黏膜有纪年,那大概是近一百代以前吧。

黑暗迷宫,原本是一座叫作"肠"的城

池。既然是城池,便有城墙相隔的城内城外之分。只是这城池的幅员并非寻常的泱泱一片,而是一条长长的圆筒,筒身为城池,筒内壁是称为"黏膜"的内城墙。在内城墙的最表层,无数上皮细胞有序排列,紧密连接,驻守城墙,紧贴其内的是固有层和黏膜肌层,三层筑就的坚固城墙保卫着城内的层层机要:与黏膜毗邻的黏膜下层深藏着血管、淋巴管和神经,"肠城"是鲜活还是死寂,是丰泽还是枯萎,都取决于它们的运作,因而这是城池的命脉;黏膜下层的另一侧是肌层,这是全城的动力机构,由内环行和外纵行两层强健的平滑肌构成,它们交替收缩,张弛有度,推动整个"肠城"缓缓蠕动;肌层的另一侧是坚切的浆膜层,它构成"肠城"的外城墙。整个城池由墙外的一袭肠系膜悬系于人体王国中。而所谓的"城外",则是内城墙所围成的狭长空腔,与广阔的外界相交通,一切粮草兵马都在这个绵长的"城外"络绎不绝地往来运输。来自城外的养分,随着"肠城"的蠕动,缓缓移动至黏膜各段,经上皮细胞吸收传递后进入城池,之后广泛分布在黏膜层的血管和淋巴管小分支将养分层层内递,使之汇入大血管及淋巴管,最终运往人体王国。

　　鱼米丰饶之所向来为兵家必争之地,"肠城"便是这样的一处所在。于是,城外常年往来寄居着三支菌队:益生菌队、有害菌队和中性菌队。

　　益生菌素来是"肠城"的亲善军,数目庞大,乳杆菌、双歧杆菌、酵母菌等几大家族世代效力于此。它们在"肠城"的庇护下吸取养分，同时修缮内城墙，抵抗有害菌的入侵，忠心不二，深得"王"的信任。

"王"，是人体王国最高的主宰者，就像上帝造人，传说他创造了整个"肠城"。但，从来没有谁真正见过他，没有谁知道他在哪里，而整个"肠城"都遍布着他的信使，一级一级地传递着他遥遥送来的消息。他说，益生菌是朋友。于是，全城的消息埋伏都对这些外来者关起了耳目，甚至允许它们常年贴附在黏膜墙上。而有害菌则是"王"眼中不可饶恕的敌人。

"肠城"史库中记载着无数与有害菌抗争的历史，早在"肠城"建成之初，从遇到第一支有害菌队开始，之后大小的抗争接连不断。在"王"的指挥下，"肠城"形成了一个叫作"免疫系统"的战备系统，其消息埋伏遍布全城，一旦外敌入侵，则以点、网联合作战模式对其形成快速、高效的打击。某日，一支打着"致病性大肠杆菌"旗号的有害菌队汹汹来袭，攀附城墙，直击上皮细胞。敌方势猛，上皮细胞不敌，部分上皮细胞被敌方直接袭击，不幸牺牲。先期得手的部分敌方杀开血路，从上皮间的缝隙中长驱直入。不料，刚刚打入黏膜固有层时，便被驻扎在此的防御军——巨噬细胞、树突状细胞等左右包抄。这支有害菌队临死都想不到，那些刚刚与其肉搏过的上皮细胞，早已暗中将它们入侵的信号传到了城内，甚至画图形将它们的特征公布于众。防御军队收到消息后迅速集结，一边释放炎症因子，一边以气吞山河之势将敌军悉数吞噬。之后，防御军提着敌方将领的首级，将其作为战利品，呈报给免疫系统的高级部队——淋巴细胞。淋巴细胞大致分为两支：B淋巴细胞和T淋巴细胞。见到敌方将领特征性的首级，嗅到防御军散布的炎症因子，淋巴细胞的两支部队立即部署进一步的行动。B淋巴细胞大量扩充，并变身为浆细胞，制备了大量针对致病性大肠杆菌的特异性弹药，赶赴黏膜前线。在那里，上皮细胞及防御军队的先头部队已经与敌军厮杀多时，战情胶着，双方各有伤亡。在战乱的践踏下，小片黏膜红肿破溃，不再光洁如初。荷枪实弹的B淋巴细胞及时赶到，大量叫作"抗体"的弹药如流星般射出城墙。抗体因为预置了敌方识别系统，直取敌方首级，打击极为精准，城外顿时哀鸿遍野。与此同时，T淋巴细胞分化为各种功能分队，有的负责派出炎症促进因子来加强火力助攻，有的负责派出炎症抑制因子以避免给我方造成误伤。而城外素来忠心耿耿的益生菌为了保持本族的绝对优势，亦是不遗余力地协助城内的免疫军队一致对敌。在内外夹击之下，致病性大肠杆菌虽负隅顽抗，但终究全军覆没。捷报高传之时，炎症抑制因子如期到来，收缴枪械，清理战场，战争结束。之后，黏膜城墙进入全面修缮的阶段。

　　这是"肠城"史库中记载的一次典型的与有害菌之间的战争，以免疫系统和益生菌的胜利而告终。城外的中性菌目睹了整个过程。中性菌是典型的投机者，没有有害菌那么明目张胆的野心，却也渴望有一天可以入侵"肠城"，攫取财富。它们一直在等待时机，等待免疫系统被击溃的那一天，那么它们就可以乘虚而入，分一杯羹。但它们已经看到了免疫系统的强大，对此，它们不得不有所忌惮。为了避免落得像致病性大肠杆菌一样的下场，它们只能蛰伏着、窥视着，不敢轻举妄动。

每一次对外作战，对免疫系统而言都是一次绝好的练兵，每一次战败的敌方特征都被记录在案。当打着相同旗号的敌方再次来袭时，战备系统便能以最高效的方式出击。因而，虽然"肠城"大大小小的战事不断，但是严密的城内布控加上城外协助，总能将战乱有效平息。故而在"肠城"战争史库中，还从来没有过失败的记录。在免疫系统的保卫之下，城内城外欣欣向荣。

直到有一天……

这一天，又一支有害菌队汹汹来袭。它们攀附城墙，屠杀上皮细胞，入侵黏膜。但是，不知是没有看清来敌的旗号还是别的原因，密报在层层上递的过程中居然出了重大差错。首先，敌方的数量被大大高估，战备后方派送的炎症因子大大超过实际需要，在打击敌方的过程中，黏膜自身受到严重的误伤。以往在应对过猛的火力时，都会有一组信使将前线的实际战况报送至战备系统，然后炎症细胞会派出炎症抑制因子对炎症促进因子进行制衡。但是这一次,信使为什么没有出现?没有信使,炎症抑制因子是断然不会擅自出手的!于是,淋巴细胞等防御军队仍不停地进行扩充,释放炎症因子,并调集大量中性粒细胞,进一步增加了战场的火力。厮杀之下,战场仍旧哀鸿遍野,只是这一次,哀号的除了入侵的菌队,更多的是上皮细胞等忠心耿耿的守城者!杀红眼的炎症因子甚至激活了金属蛋白酶,这是一种足以消解黏膜城墙的武器!于是,在长达数月的战争中,炎症不再如约停止,黏膜城墙逐渐被攻陷,消解的黏膜成了鲜红的残垣断壁,呈现出鹅卵石小路般凹凸不平的模样。城外蛰伏多年的中性菌终于逮到了攻城的机会,叫嚣着伺机而入。益生菌被有害菌和中性菌猖狂排挤,忍辱偷生。

蒙受了不白之冤和奇耻大辱的上皮细胞不明白:为什么攻击居然来自友军?为什么友军成了叛军?为什么密报会错?为什么信使没有出现?当日的那支菌队,到底打着什么旗号?"王"为什么没有主持正义?

谁来回答这些问题?叛军吗?或许连它们自己都不知道为什么会背叛,如何回答?"王"吗?"王"不开口,又奈他如何?

蜡块中封存的壮士们,能换来真相吗?

"肠城",告急!

第五章　入院

28床，居然是个和自己年龄大小一样的床号。这让何煦媛产生了一种宿命感，倒是减轻了有生以来第一次住院的不安。万山帮她把行李安置好，便静静地陪她在病房坐着。这是一间三人病房，29床的病人是一位老太太，30床的病人人没在。

一名护士匆匆赶来，告诉煦媛她叫冯琴，是煦媛的主管护士，然后便麻利地给她测了血压、心率和体温，询问了诸如民族、籍贯、职业、生活饮食习惯、既往健康状况等问题，交代她一系列住院须知事项后，冲着走廊另一头喊："杨医生，你有新病人来了！"便又匆匆离去。隔壁病房还有其他病人等着她护理。

煦媛印象中的护士原本不是这个样子的。无论是日剧、美剧、韩剧，还是国产剧，里头的护士们总是慢步走进病房,量体温之余笑意盈盈地和病人攀谈,然后又慢步离去,末了还不忘叮嘱一句"好好休息!"而刚才那位冯护士,来去均是疾步匆匆,煦媛觉得她就像一只高速旋转的陀螺,有给她配一双轮滑鞋的冲动。

病区里需要轮滑鞋的似乎不只是冯琴这一个护士。和煦媛同时坐电梯上来的有三个新病人,另两位的主管护士刚把他们带到病床上,便被其他老病人叫走了。一个老病人在输液过程中回血了,举着胳膊连续打铃;另一个刚从外面做完检查回来,一大堆管子和监护仪的导线需要重新接上。来不及关呼叫铃时,这位护士只能一边回应一边小跑着去取换药盘,安抚了这床又去处理那床。其他护士也都忙忙碌碌,身穿白衣的娇小身影在病人和家属中间"穿"进"穿"出,你都来不及看清她们的脸。煦媛突然觉得,光给她们一双轮滑鞋实在是不够的,得再给个三头六臂以及拔毛分身的本领才行。脑子里那些剧中护士光鲜悠闲的形象顿时被一个大大的"×"砸碎成一片一片的。

正想着,一个年轻的男医生走了进来。他不高,不矮,不胖,不瘦,发型也中规中矩,衣着整齐但不飘逸。朝他第一眼看去,普通得竟找不到一个个性化的词语去形容他。何煦媛关于男医生潇洒俊逸的印象,顿时也碎成了一片一片的。

"28床,何煦媛。你好,我叫杨柳,是你的管床医生。你怎么不舒服住院了?"

"拉肚子，肚子疼，最近大便有血。"

"什么时候开始的？"

煦媛下意识地看了万山一眼，本就被万山握着的手感觉到他轻轻地捏了两下，"有半年了吧。开始每天拉两三次，有时又能正常几天，就没在意，加上工作忙，也没顾上来医院。半个月前肚子突然疼了起来，拉得也比以前厉害了。"

"肚子哪儿疼？"

"这一片。"煦媛摸了摸小肚子，"隐隐地疼，有时候会厉害些，然后就拉肚子，一天最多能有五六次。上周大便突然变成紫红色，我想应该是拉血了。对了，门诊的闻主任在吗？她说我得了克罗恩病，杨医生，你也觉得是吗？"

万山把之前的门诊病历和肠镜报告递给了杨柳。

杨柳认真地看着肠镜报告。煦媛和万山用一种满含期待的眼神望着他。这些天，他们已经做好了被确诊为克罗恩病的思想准备，眼前的这位小伙子，也不可能比闻主任更有权威，但是，他们仍希望能从他口中听到不同的意见，哪怕他说："病情太复杂了，我下不了结论。"但是他却说："我同意闻主任的意见，克罗恩病是最可能的诊断结果。"

然后，他又继续问了一系列问题：有发烧吗？有消瘦吗？有关节疼吗？有看东西模糊吗？甚至问她小时候打疫苗的情况，就像查户口一样，事无巨细，样样盘问。何煦媛不知道他为什么问这些，甚至对他感到厌烦。

傍晚,餐车送来的居然是稠粥和蒸得软糯的冬瓜及肉片,味同嚼蜡,真是食之无味,弃之可惜。正好小冯护士路过,煦媛忍不住问她:"住院期间每天都得吃这个吗? 没送错吧?"

"没错,你要摄入少渣软食,是根据你的病情,杨医生刚开的。"

又是杨医生!

何煦媛没有意识到,自己的逻辑此时正处于一种偏执的混乱中。对她而言,周围的人分为了两个阵营:凡是保护她继续待在无病幻想中的都是自己人,比如她的肥哥;凡是赤裸裸地向她揭示病情的都是自己的敌人,比如刚才那位杨柳医生。

何煦媛已经没了胃口,吃了几口,就把饭盒撂在了床头柜上。万山劝不动,倒被她打发出去吃饭了。

煦媛想静一静,却静不下来。29床老太太的访客三三两两地来,老太太的女儿送走了他们,又开始神情凝重地收拾行李。煦媛不知道老太太得了什么病,只听说她明天要转去外科开刀。30床的病人傍晚被护工搀扶着回来了,是一位50多岁的阿姨,清瘦极了,鼻子里插着一根细细的塑料管,面容憔悴,一回来便躺在床上开始输液,一言不发。

病房的气氛有些沉闷。然而,病房不是旅舍,这样的气氛再正常不过。煦媛也曾到医院探望过病人,但轮到自己住院时,落差和惶恐,居然让她闷得只想逃离。她第一次发自内心地感叹生命的脆弱,28岁以后的生命航程,居然恍惚成了虚线。

　　万山一直陪在她的身边,但是他今天讲的笑话一点都不好笑。不知道过了几个小时,煦媛终于睡着了。

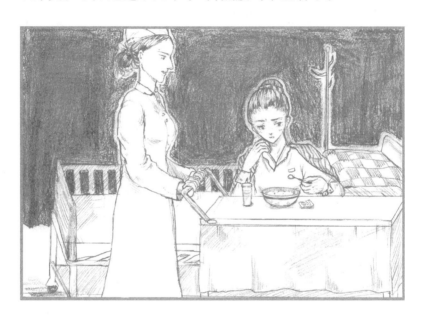

第六章　梦魇

蒙眬中，何煦媛睁开眼睛，惊愕地发现自己的鼻子里竟插着一根塑料管，就像30床的阿姨那样，只是这管子比她的更粗、更长。煦媛企图把管子拔掉，却发现这管子像从她身体里长出来的，扯了又有，扯了又有，永远扯不到头。数不清的管子像龙须面一般堆在她的面前，搞得她筋疲力尽。无奈之下，她只好挎着一大卷管子，艰难地跳下床，走出病房。

病区里空荡荡的，没有医生，没有护士，连白天吵闹的病人和家属都看不到。人呢？都到哪里去了？煦媛感到了前所未有的恐惧和孤寂。她突然想念亲人的怀抱，想念远在老家的爸妈。她还没告诉爸妈她住院了，她原以为必定是虚惊一场，是不需要惊动二老的。但是现在她比任何时候都想念他们。这时，她隐隐约约地听到了爸爸的声音，循声走去，转过走廊尽头的一个弯，她看到了他们——爸爸和妈妈，他们竟然已经到了！她刚要叫他们时，却看见了爸妈对面的杨医生。他对爸妈说了什么？爸爸居然说："好吧，那就明天做手术吧！"惊得煦媛一松手，管子散落一地。

又气又急的何煦媛来不及拾起管子，扭头逃走，白花花的管子跟随在她身后。手术？他们一定是疯了！她要去找肥哥，让肥哥带她离开这个疯狂的地方。在走廊的另一头，肥哥就站在那里，煦媛向他跑去，他却以更快的速度后退。尽管煦媛拼尽了全力想要缩短他们之间的距离，但肥哥最终还是消失在了走廊的尽头。煦媛想要哭喊，却喊不出声。从来没有拒绝过她、远离过她的肥哥，居然在这个时候放弃了她！是啊，鼻子里插着长管子的怪女孩，他怎么还会喜欢？

煦媛很颓废，停下脚步，蹲下来，抱紧了自己。不知过了多久，耳边突然又热闹起来。她站起来，发现自己竟身在学校的操场上。她同时看到了中学和大学时代的朋友们。中学同桌小萱穿着婚纱，挽着一个看不清面容的新郎；大学室友菲菲有着一副标准的高级白领范，意气风发地与她擦肩而过；大学社团的好搭档凯儿，举着单反，趴在草地上专注地拍摄一只小甲虫；当初她每次逛街都会叫上的琳子，还像当年那样在跑道上不知疲倦地跑圈，燃烧掉所有不该出现的脂肪。她们看上去都那么的阳光幸福，那都是普通人的小幸福。

昔日的好友们居然都没有留意到煦媛的存在。她就像一个透明人，从她们身边走过，想打招呼，却欲言又止。一个鼻中插着管子，马上要被送上手术台的可怜女孩，又何必去打搅别人的幸福呢。于是，她继续向前走，居然来到了大学校园的湖边。湖面光洁如镜，她低头看到了自己清晰的倒影：病号服宽大，头发蓬乱，从鼻孔垂下长长的塑料管，面色苍白，看不到一丝往日的活力。她此时有着投湖的冲动。

煦媛闭上了眼睛，脑子里一片空白。

突然，一个声音在她耳边响起："停下来！"

煦媛睁开眼睛，身边没有人。

"你要辜负我吗？"那个声音再次响起，这次，煦媛觉得声音似乎来自体内。

"你是谁？"煦媛小心翼翼地探问。

"我是你的潜意识，是你不曾认识的自己。我就是你。"

"我的潜意识？！"煦媛一个激灵，连退几步。

没错，每个人都有潜意识，人的表面意识和潜意识相比，就像冰山一角。但是，人是无法察觉潜意识的，潜意识又怎么可能闯入表面意识并与之对话呢？

"不是我闯入了你的表面意识，而是你的表面意识闯入了我这里。"那个声音回答道。

煦媛不由得倒抽一口凉气。刚才她没有张口发问，那个声音却钻入她的脑中读取了她的意识，并及时地做出了回

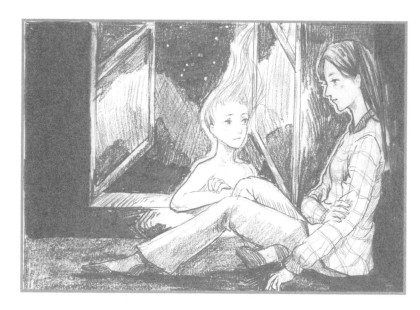

答。她或许真的开始和自己的潜意识对话了，这个想法太疯狂了，可她无法拒绝。

"你说我的表面意识闯入了潜意识？还说我辜负了你，是什么意思？"

"通常情况下，你觉察不到我的存在，但我一直在意识海面之下默默地守护你，我守了你28年，和你一起长大。你不曾遇见我，因为你从来不曾潜入意识的海面之下。今天你突然闯了进来，并且将要做出那么可怕的事情，我必须阻止！"

"我做了什么？"

"你刚刚在湖边生出了什么念头？"

煦媛沉默了，是的，那个念头很可怕。

"你大概忘了，28年前，我们历经了多少磨难和惊心动魄才赢得了存在于世的机会。"

"是的，就是那场艰苦卓绝的赛跑。那个精子，在亿万同类中毫不起眼，它不属于站在起跑线最前端的那批幸运儿，也绝不是最强壮的那一个，它只是从来没有放弃过。当其他精子在宫颈外盲目乱撞的时候，它瞅准机会进入了子宫；当其他精子偷闲进入输卵管绒毛中小憩而最终裹足不前的时候，它躲开了绒毛的引诱，一路向前。因为它不满足于做一颗只有三天寿命的精子，它要成为'人'，用一生的时间去认识世界，拥抱生活。最后，它成功了，它跑赢了数亿个精子，赢得了至高无上的拥抱卵子的机会。你知道成功的结果是什么吗？那就是有了你，有了我们。"

煦媛继续沉默着。是的，数亿分之一的机会。理论上，她在出生前，就已经是一个胜利者了。但出生以后再也没有人提起过这茬，好像她的存在就像花开花落般的天经地义。

"这段经历，我想你一定忘了吧。但是我没忘，我们身体中的每一个细胞都没忘。你还记得每听说有人轻生时自己的感受吗？"

"当然记得，难受，心头发紧，鼻子发酸。"

"知道为什么吗？"

"因为伤心痛惜。"

"因为每一个人都跟我们一样，曾是艰苦赛跑的胜利者，但是有些人却轻易地放弃了这来之不易的胜利果实。我们的细胞清晰地记得自己来时的不易，所以每当这些坏消息传来，它们便害怕被你用同样的方式放弃，于是会集体产生强烈的反应。然后，你就感受到了心痛、眼热、鼻酸。你以为这只是简简单单的难过吗？这是我们的身体在用最原始的方法提醒你，不要忘记那场赛跑，不要辜负我们曾经的努力！"

接下来是像等待了一个世纪般长久的沉默。

煦媛喃喃地说出了声："谢谢你。"

第七章　宣判

"28床！抽血！"

何煦媛睁开眼睛，冯琴护士已经替她撸起了袖子。她下意识地摸了摸鼻子，那儿没有插任何管子。

"护士，我男朋友呢？"

"刚还在呢，帮你打水去了吧。"

"那我今天要手术吗？"

"你不是昨天才来的吗？人家29床才要做手术。"

"哦，太好了！谢谢！"

煦媛闭上眼，仔细地听，除了护理车在走廊里推动的辘辘声，食堂大妈发早餐时的呼叫声，周围病友们洗漱的流水声，脑子里并没有特殊的声音。她开心地睁开眼，看了眼窗外清透无比的晨光，顿觉神清气爽。万山小心翼翼地端着一脸盆水进来，一抬头看到煦媛冲着他笑靥如花，一哆嗦差点把盆颠了。

这两天，何煦媛抽血好多次，饿着肚子做了一堆检查，胃镜、腹部B超、小肠CT，她所有医学常识中包含的检查项目似乎都做全了。然后是漫长而忐忑的等待。这个过程，就像计算机程序在复杂地运行，希望后台能处理出一个乐观的结果。

入院后第三天的早晨，病房里涌进一波白大褂。主任查房了！

阔别多日，煦媛又见到了亲爱的闻主任，还有那位天天见面但不怎么讨喜的杨柳医生。何煦媛感觉自己就像选秀节目的选手在面对评委，全凭他们定夺自己接下来的结果。很想在他们开口之前再用30秒争取一下，说说自己28年来的感人故事，但这个天真的想法被自己否决了。自己这半年来身体状况每况愈下，拉稀拉得瘦脱相了，还在熬夜工作，这种事情除了说明自己健康意识淡薄，还想感动谁？

"小姑娘，原来住到28床啦，在我眼里这可是个吉利的数字。怎么样？这几天肚子还疼不疼？一天解几次大便？"闻主任一眼就认出了何煦媛。煦媛心底扬起了一股暖意，一激动，回答时竟语无伦次。

杨医生立马接茬汇报了何煦媛的病史和检查结果……在煦媛听来，语句枯燥，语调不抑扬、不顿挫，但这很符合大多数一线普通医生的形象。杨柳报完病史，主任终于要发言了。

"杨柳总结得很详尽，我没有额外补充。对于慢性腹泻、腹痛、便血、消瘦的年轻病人，我们首先要想到炎症性肠病。这位病人的肠镜报告提示有结肠节段性铺路石样改变，回盲部受累，我们首先考虑回盲及结肠受累的克罗恩病。昨天出来的病理报告也支持克罗恩病的诊断。小肠CT提示结肠多段增厚水肿，符合炎症性改变。回盲部受累的克罗恩病还需排除肠结核，她的胸片和T-SPOT结果都是阴性的，目前没有结核依据。杨柳已经综合她的一般情况和各项指标做了疾病活动性评分，目前她的处于中度活动期。所以，对于下一步的处理，杨柳，你怎么考虑？"

"目前考虑病人回盲及结肠克罗恩病，但作为初次诊治的病人，应完善小肠及上消化道检查以全面评估病情。胃镜提示有慢性浅表性胃炎，上消化道暂时没有受累依据。小肠CT没有发现梗阻，那么下一步应该完善胶囊内镜检查以明确小肠是否受累。治疗上，对于中度活动期的克罗恩病，应该选择激素进行诱导缓解。但是病人很年轻，病史不长，如果又有小肠受累，生物制剂也是重要的治疗选择。不过，这些问题，我还没有跟病人谈过。"

"很好。我完全同意你的意见。"闻主任转过身，看着懵懂的何煦媛，"小姑娘，我们知道你有很多困惑，我猜你自己也做了不少功课了吧。就像我们在门诊时聊的那样，这确实是个挺复杂的病。那时我是高度怀疑，现在应该可以确诊你得了克罗恩病。不过一旦确诊了，就可以明明白白地治疗了，也算是个好消息，对不对？"

"唉，该来的终于还是来了。"何煦媛双手抱着脑袋，低下了头。这是闻主任的最终发言，这个医院她最信任的医生的话已明明白白地摆这儿了。一切侥幸的肥皂泡，瞬间消失殆尽。

闻主任拍了拍她的肩膀："别那么沮丧，年轻人，克罗恩病虽然名声不好，但也没你想象得那么可怕，经过积极正规的治疗，大多数病人还是能够获得满意的生活质量。刚才，杨医生提到，建议你做进一步检查以评估小肠的情况，以便为你制定更合适的治疗方案，我认为很对，不过这里涉及的检查和治疗，需要你参与选择，一会儿他会具体找你谈。当然，你有问题也可以找我。"

"闻主任，我可以直接跟你谈吗？"

"信不过杨医生？他是一位非常优秀的医生。这样吧，等中午空下来，我们一起谈谈。"

第八章　局·抉择

这是何煦媛生命中最重要的一次谈话，没有之一。

一张大桌子，一边是她和肥哥，一边是闻主任和杨医生，桌上摊着病历夹和一大堆检查报告。

何煦媛觉得自己像是被卷入了一个深不可测的"局"。在这个"局"里，她要独自面临两个陌生的阵营：疾病和医生。这个疾病，来者不善，威胁终身，而且将来可能变化莫测，让她害怕；这些医生，或许如闻主任般温和，又或许如杨医生般生硬，但终究疾病不长在他们身上，能扭转多少乾坤？而且他们恐怕也代表不了最先进的医术。其实作为一个不学医的普通人，怎么能清晰地辨别所谓先进和不先进呢？而四年的生物学背景又让何煦媛清楚地知道,对于生物健康领域,未知远远大于已知。所以从两位医生貌似权威淡定的表情里,她并没有读出多少信心,反而为自己的健康和生命即将脱离自己的掌控,落入其他凡人之手而感到一丝惶恐。这就是她从今天开始就要正式应对的两大阵营。

而自己的阵营,目前只有她自己。父母在不久的将来会知道一切,但不能陪她终老,肥哥此时虽然坐在自己的身边,但她并不确信他会陪着自己一直走下去。虽然正午的医生办公室暖洋洋的,身边也围着好几个人,但何煦媛还是感到孤独。

"煦媛,情绪不太好啊,是因为今天确诊了?"闻主任一眼看破了她的踌躇。

"嗯……"跟着一声长叹。

"理解!很多病人一开始都不太能接受,尤其是年轻人,顾虑多,怕影响生活,表现消极,甚至怀疑人生。这是一个正常的过程,经过一段时间的心理调适,加上医护人员、家人、朋友的关心鼓励,以及初步治疗显效后,大多数人都能正视疾病,积极面对,甚至带病活出精彩的人生。在我们这儿,有很多和你年龄相仿的病友,都是从你现在的状态走过来的,有的一开始看着比你更糟,不过现在都很好,生活得不错。他们还自发在网上组建了交流群,回头你可以加入他们,对你一定会有帮助的。"

"嗯?"

"疾病往往就是这样，你强，它就弱。心理因素是影响疾病转归的重要因素。凡是我的病人，我都会鼓励他们树立信心，积极乐观起来。心中有阳光，是战胜慢性疾病的第一步！"

"嗯。"

"你是个聪明的姑娘，我不多说了，相信你能很好地调整自己。不着急，慢慢来，给自己接受和适应的时间。"

"嗯！"

"下面我们来谈谈具体的治疗。治病从来不是医生单方面对抗疾病，而是医患双方共同对抗疾病的过程。有个比喻特别恰当：医生和病人就像同一个战壕里的战友，共同打击对面的敌人——疾病。所以，我们双方需要共同认识疾病，共同选择作战方案，同仇敌忾。对于你的情况，杨医生这些天做了很多功课，也为你提供了一些备选的方案，一起听听吧。"

"好！"

"那咱们接着上午查房的话题说起吧。"杨柳一边说，一边摊开一张 A4 纸，就像进行战略部署一样，在上面写起来。"首先，克罗恩病是一种全消化道均可能受累的疾病。你的结肠已经明确有受累，但对于初诊的病人，尤其是近期消瘦这么明显的病人，完善小肠检查有助于全面评估病情，毕竟小肠是营养吸收最重要的肠段。虽然你的小肠 CT 没有提示小肠有明显异常，但 CT 毕竟是一种间接的影像检查，不能完全排除小肠病变，后续最好能够完善小肠内镜检查。我这么说，你能明白吗？"

"明白，我愿意查小肠内镜。"

"目前可选的检查手段有两种：第一种是胶囊内镜，就是口服一颗半截小指那么大的胶囊，胶囊经过胃肠道时会以每秒2张的速度拍照，图像信息会传输到专门的接收设备中，我们从计算机上读取后，就能直观地看到小肠的情况。这种检查的好处是没有痛苦，只需口服胶囊，然后等待它排出体外；缺点是即使发现了病变，也没法取活检标本。第二种是小肠镜，类似于结肠镜检查，会有一根长长的管子插入你的小肠进行检查。由于小肠平均长达6米，若从肛门进镜，只能观察到后半段小肠，若从口腔进镜，只能观察到前半段小肠，所以通常我们会根据病变的可疑位置选择进镜方式，必要的时候甚至会选择分别从两头进镜来完成整段小肠的检查。这种检查的好处是发现病变时可以直接取活检以明确病理；缺点是检查时间长，需要全身麻醉。目前两种检查都是自费的，费用在4000元左右；如果进行小肠镜全程检查，则需8000元。我们有责任向你告知费用问题，毕竟不是小数目。说实话，这个定价不但给很多病人带来压力，也给我们医生带来压力。"

听到这个报价，煦媛感到脸上一阵热烫，被杨医生说中了，对于一个工作没几年，生活略小资的小白领来说，积蓄无多，虽有医保，但在高昂的自费项目面前，还是感到了明显的压力。

"都不便宜啊……那您觉得我选择哪种检查好呢？"

"对于两种检查，你都没有明显禁忌，都是可以选择的。考虑到你的小肠CT并没有提示有明确的小肠病变，根据诊治指南，我们一般先做无创的胶囊内镜，如果发现符合克罗恩病的病变，或者有其他意外发现，我们再选择有创的小肠镜检查也不迟。当然，我们肯定不希望发生第二种情况。"

"唉！总归是没有万全之策。"

"是，医学也是有局限性的，我们只能在有限的条件下谨慎探索，就像戴着脚镣跳舞。"

煦媛和肥哥对视一眼，没底气地说："那就做胶囊内镜吧。"

"行。下一个问题是关于治疗，同样需要你参与选择方案。对活动性克罗恩病而言，有降阶梯和升阶梯两种方案。降阶梯就是一开始就选用生物制剂，比如抗肿瘤坏死因子抗体，待疾病维持稳定的缓解后再换用传统的免疫抑制剂来维持治疗。对于疾病活动度高，病变范围广，尤其是累及小肠，有肛周病变，或者有瘘管形成的病人，生物制剂有利于迅速打击炎症，缓解病情，减少未来住院的次数，这是目前国际上越来越认可的治疗方案。但这种药物的价格高昂，第一年的治疗费用需10多万元。"

这个数字又让煦媛的脑袋"嗡"地一响。她和肥哥都是学生物的，当然知道所谓的生物制剂的高昂成本和通常来说高大上的功效，但在实验室里的研究和落实到自己身上的治疗完全是两个不同的概念。"生物制剂"就像一只漂亮的气球，高悬在头顶，甩着骄傲的尾巴。要想把它打下来，煦媛只能想到两把枪：一把叫作"卖肾"，一把叫作"啃老"。一向骄傲的她，顿时觉得自己失去了任何骄傲的资本。

"当然并不是所有家庭都能负担这笔开销。所以，升阶梯方案仍是很多病人不错的选择，也就是先选用传统的糖皮质激素联合免疫抑制剂的方案。如果能达到并维持疾病缓解，则皆大欢喜；如不能达到缓解，再考虑换用更高级的生物制剂。这是较为经济的一种选择，但对疾病转归的长远影响或许略逊于降阶梯方案。另外，两种治疗都存在相应的药物不良反应风险，比如激素可能导致短暂的向心性肥胖、糖尿病、免疫力下降，免疫抑制剂可能导致白细胞计数降低，英夫利昔单抗可能增加感染结核的风险等。"

听到这里，煦媛深吸了一口气。又是一个无法两全的艰难选择。她心里大概有了倾向，但还是谨慎地问道："您觉得哪种方案更适合我？"

"原则上都可以，不过考虑到费用的差异，还是希望你结合经济情况进行谨慎选择。你不妨和家人商量一下。"

"嗯，行。"

"关于刚才给你的两个选择，如果你有了答复，或者你对与疾病相关的任何其他问题还有疑惑，尽管找我谈，今晚我值班！"

之前表现得不怎么热情的杨医生的突然表态倒是让煦媛吃惊:"希望不会太麻烦你。"

"不会,都是同龄人,交流起来会更顺利的。"

杨医生果然是同龄人!

"煦媛,有没有发现你已经平稳地迈出了面对克罗恩病的第一步?"闻主任微笑着说,"刚开始就是这样,茫然无头绪,那就坐下来谈谈,谈着谈着,头绪就出来了。有心事别闷着,有效沟通是良药。疾病是未知的,人的努力却是已知的。千万记得,你的战壕里可不止你一个人,我们都是你这头的!"

没错,虽然具体的选择仍然很让人为难,虽然疾病的威胁仍横亘心头,但这个"局"已经悄然发生了变化。煦媛似乎开始感受到桌子对面的两位散发出来的热量,融化了她周身孤独的屏障。只是……

"肥哥,你哪头的?"

"当然是你这头的!"

第九章　爱的支持

胶囊内镜结果出来了，小肠未见异常。何煦媛舒了一口气。不过这一晚还是令人为难，因为要做选择了。身体发肤，受之父母，不敢毁伤，孝之始也。煦媛自感愧对于父母，在这样的重大时刻，也不敢再向二老隐瞒了。自以为独立了多年，但此刻她还是退回成了当年的小女孩，热切却又怯于投入父母的怀抱。手机在手里握出了汗，终于还是拨打了家里的电话。不出所料，电话那头的父母在一阵发懵后爆发出来的焦躁简直要点燃煦媛的耳朵。第二天天亮的时候，他们就出现在了病房。对于治疗方案的选择，二老要比煦媛干脆得多："选最好的！不管多贵，选最好的！"

煦媛的父母非富非贵，但是他们坚持选

择了生物制剂。在中国现今并不太完善的医疗保险制度下，这种近年才在国内获批用于治疗炎症性肠病的昂贵的生物制剂背后承载了太多的爱。这就是父母的爱，一直鼓励儿女展翅高飞，却时刻准备着稳稳地接住不小心摔下来的他们。

对父母出于爱的选择，煦媛除了坚强地面对疾病，积极地面对生活，没有第二种回报的方式。

当煦媛无比郑重地在英夫利昔单抗使用知情同意书上签下自己名字的时候，她感觉自己人生的电影片段在此刻闪过一片强光，进入了新的篇章。从这天起，她要比之前更爱惜身体；从这天起，她要更勇敢地拓展人生的宽度。

养生，本就该是一件贯穿生命始终的事情。大部分人到中年后才开始觉悟，像擦拭一架已经开始生锈的机器一样开始重视身心的保养。小部分人至死不悟，临近死亡了还在作践自己。还有一小部分人，比如何煦媛，早早地顿悟了，年纪轻轻便决定修身养性，不得不说，这是幸运的。

在闻主任和杨医生的引荐下，何煦媛通过网络加入了炎症性肠病病友群。这是一群世间再普通不过的人，有大学生，有教师，有打工者，有公务员，有公司职员，有专业股民，还有的本身就是医生或护士。大多数都是青年人，他们交流着彼此的诊治经历和治病心得。刚刚入群的煦媛看着满屏的"美沙拉嗪、硫唑嘌呤、生物制剂、激素、血沉、白细胞、营养管、肠梗阻"等高频词汇，感觉自己进入了一个全新的空间。这是一种异常奇妙的体验。芸芸众生,看似共享着同一个物理空间,但带有同一种标签的人所开辟的另一个空间,往往是不带此标签者一辈子都不会进入的,我们肉眼所见的物理空间内其实重重叠叠却又平行存在着无数带有不同标签的空间。何煦媛正是不小心被贴上了"克罗恩病"的标签,才"嘭"的一下,闪入了一个叫作"炎症性肠病"的空间。这个曾经她看不见的空间,现在在她的生活中逐渐显现并迅速扩大开来。

第十章 "肠城"·复苏

仿佛有一个时刻,说不清具体时间,"肠城"的居民们感到一丝隐隐的暖意流过周身。那暖流似乎来自血液,随着血管的搏动逐渐蔓延开来。或许是在寒夜中苦熬了太久,疲惫的黏膜组织只是微微地在这不确定的舒适中伸了伸懒腰,舒缓了下被奴役太久的筋骨,并没有意识到这意味着什么。复苏对它们来说,早已是奢侈的事情。

然而几天之后,这股暖意越来越清晰,更意外的是,敌方的火力渐渐有了减缓的趋势,驻守在城墙上的叛军也不再增补得汹涌。不确定的舒适感,逐渐变成一种喷薄而出的舒畅。黏膜终于有机会能有效修复城墙了。就像久旱的土地终于萌出了新芽,沉寂的家族终于诞生了婴儿,新的鲜嫩的砖墙终于在几百代之后又出现在了那几段残破的城墙上。黏膜的欢呼和着肠鸣，在"肠城"中此起彼伏。

又过了几天，多愁善感而又八卦的杯状细胞从城里得来一个消息：敌方一个叫作TNF-α的信号站被端了。TNF-α是敌方发放炎症因子弹药的重要信号站，近几个月疯狂地伸着天线向各弹药库发布促炎信息，是导致战场混乱的罪魁祸首之一。这个祸端，居然被端了！

上皮细胞们围着杯状细胞兴奋地问："谁干的？！谁干的？！"

杯状细胞道："出手者身份不明，但手段狠、准，一炮砸断TNF-α的天线，那家伙顿时就被端了！是信使！是信使派人来拯救我们了！一定是！"杯状细胞喜极而泣。

是的，正义的审判终究降临了"肠城"。

新纪元，复苏已经启动。

第十一章 劫·救赎

何煦媛接受生物制剂治疗后的1个月,正值立夏,阵雨过后,夜凉如水。

她恢复工作已经2周,自觉适应良好,但也确实如她自己所承诺的,再不敢像原先那样拼命。这1个月来经历的事情够她回味好一阵子的,每一次回味,或者每一个症状的变化,都好像把自己刷新了一遍。然而,她的生活并非每一个角落都依着疾病的状态完成了完美的转身,比如,她还没有准备好向家人之外的人袒露自己的病情。可能在她眼里"病人"仍旧是弱者的代名词,从小好强的她,还没有彻底接受这样的新身份,同时她也担心,有一天她不得不因为疾病调整自己的工作。这一夜,她再次带着这个在脑中盘旋已久的顾虑昏昏睡去。

"需要我帮忙吗?"一个声音在脑中响起。

"谁？我的潜意识？是你吗？"

"是啊，你又下来了，有些事不方便和别人说，就来找我吧。"

"果然是你。对不起，身不由己，想听到内心真实的声音。另外，感谢你上回对我的提点，这对我真的很重要。"

"不用那么客气，你我本就是一体的。那就从身体感受到心理感受都谈谈吧。先说说身体状况。"

"症状改善很明显，腹痛基本消失了，大便次数基本恢复正常，血便也消失了，体重增长了5斤。闻主任说我对英夫利昔单抗的反应比较理想，有的时候，我甚至忘了自己是病人。爸妈让我安心用药，不要担心费用，肥哥仍然天天陪着我，我觉得以前的状态几乎要回来了。"

"几乎？那还有什么没回来？"

"还是对得病的事实感到沮丧。一个人静一静的时候会想，为什么是我得了这个病？我的余生必须小心翼翼，我的饮食，我的工作状态，甚至将来的婚姻和家庭，都不再会是原本应该有的样子了！已经1个月了，原以为自己会释然，可还是忍不住会去想这些。"

"等等，这个抓狂的发问状态好熟悉，等等，我想想……我想起来了！你记不记得自己5岁的时候，曾经为自己不是男孩而沮丧？"

"好像有这么回事，你不说起的话我真忘了。小时候性别意识刚萌芽，特羡慕小男孩能站着撒尿，能光着上身满处跑而"

不被批评,觉得男孩比女孩有太多天然的优势,然后当意识到自己是女孩,并且这辈子都变不成男孩的时候,那个心情真的用晴天霹雳来形容也不为过。"

"还有,你记不记得,你上小学时特羡慕班上的一对双胞胎,然后也曾为自己没有双胞胎姐妹而沮丧。"

"对,那时觉得有一个和自己一模一样的人简直太神奇了,还曾幻想过和自己的双胞胎姐妹搞各种恶作剧。我好像还抱怨过老妈为什么没有生双胞胎,真是这辈子都无法弥补的遗憾。"

"现在呢,还为不是男孩或没有双胞胎姐妹而沮丧吗?"

"当然不了,长大了,也就释然了。事实证明,当独生女也挺好的。"

"那么得病呢? 同样是生命中无法弥补的遗憾,是不是也应该随着成长而释然? 就像当不成男孩,一辈子蹲着撒尿又何妨;没有双胞胎姐妹,享有世间父母独一无二的爱,不好吗? 1个月了,你着急,我也着急,我比你还急,因为我想让我们得病之后仍然过得好!"

"所以……"

"所以切换模式吧! 咱是女孩,就按女孩的人生模式生活,咱在28岁得病了,剩下的岁月,就按带着疾病的模式生活。其实,你已经开始这样做了,而且做得很好,只是,你还需要将这种模式继续内化。就像男女没有优劣之分,人生的模式也没有好坏之分，有的只是不同。明白了吗？"

"不明白！健康的人生当然比患病的人生强，怎么能一样呢？"

"你怎么那么轴呢？再给你举个例子吧。吃过甘蔗吧？爱吃难啃的节还是好啃的节间？"

"当然是节间。"

"那你见过没有节的甘蔗吗？"

"怎么可能？"

"人生就像甘蔗，不可能一直是舒适好过的日子，总会碰上几个难啃的劫，啃过去后，又是一段甘甜的好日子。然后某天又有劫，过后又舒服了。人活一世，活的是什么？我觉得活的是一个心理体验。人死的时候，别说身外之物，连身体都带不走，短短几十年能真正拥有的，只是在这世间酸甜苦辣的心理体验。不管是好肠子还是病肠子，你到时候都带不走，你有的只是肠子带给你的体验。"

"但这种体验很不快乐。"

"是啊，这场病是我们人生中的一个劫难。而且每个人都会遇到劫难，不少人遇到的甚至是更大的劫难，而劫难会带来不愉快的心理体验。除了疾病，你还能想到什么样的劫难？"

"失去亲人，做生意破产，被人诬陷，遭遇诈骗，婚变，失业……"

"以上劫难各有不同，但给人带来的情绪体验是相同的，都会令人感到痛苦、沮丧，对吧？那么我们可不可以这样理解：没有人的生活是一帆风顺的。劫难或者说是痛苦，可以表现为各种形式，疾病只是其中的一种形式。也就是说，从心理体验的角度来看，你遭遇一个麻烦的疾病和大老板遭遇破产，可能并没有什么不同。"

"嗯，有意思。"

"但是别忘了，人生在世不是为了来体验痛苦的，如果一定要把人生分出好坏来，那么好的人生，一定是愉快多于痛苦的。而愉快，是可以由你自己来争取的。别忘了，世上同样没有只有节的甘蔗，难啃的节啃过之后，又是一段甘甜的享受。想想《肖申克的救赎》吧。你看到的别人的舒适，常常并非与生俱来，只是在你看到之前，人家已经啃过去一个劫了。我们只是刚刚离开了长达28年的舒适区，刚刚碰到人生的第一个劫而已。努力调整一下，改变一下，一定会在新的状态下开辟出新的舒适区。"

"是啊，没有一个人的生活是容易的。"

"这回明白了？"

"有点明白了，但还需要……一个过程。不过心里已经舒服多了，谢谢！"

"好！你我统一是最重要的，很庆幸我比你高明那么一点点。好了，睡个好觉，晚安！"

第十二章
"教父"·"康神"

何煦媛接受英夫利昔单抗治疗后2个月，炎症指标稳定，体重也逐渐恢复，治疗周期延长到了每2个月一次，生活渐渐回到了原来的轨迹。之前所有短暂离开的社会属性、角色、身份、责任，像片片金甲，重新贴回身上。煦媛觉得此时的自己和归来的大圣之间，只差一袭亮眼的红披风！

当自己真的有了对年轻人谈论生死和磨难的资本时，煦媛反而觉得这些不值一提了，真是奇怪的变化。而医生们当初推荐她加入的那个病友群，更让她觉得，与其吹牛，不如实实在在地助人以及自助。

煦媛承认，自己最初入群时带着一种狭隘和纠结的心理，是一个标准的潜水窥探者。比起病友们积极讨论和分享的饮食经验及治疗过程,她更在意的是有没有和我一样惨的,有没有比我更惨的。当发现比自己"惨"的病友时,先是庆幸自己没有掉到疾病深渊的最底层,转而又因为直面了疾病的残酷而对自己的未来忧心忡忡。有几天,她甚至因为心太乱而不敢查看群消息。

如果群中病友的资历也能分阶的话,那么2个月前的煦媛绝对属于初级阶段,即消极、混乱、吐槽阶段。现在勉强可以算中级阶段:淡定分享阶段。群中大部分病友处于中级阶段(病情基本稳定,时而也有波动),都是在诊治过程中见过"市面"的人,少了一分焦躁,多了一分坦然,能以相对平和的心态来谈论疾病,分享经验。高级阶段的病友则凤毛麟角。所谓高级阶段,是指在疾病中披荆斩棘,重伤累累,在绝望到希望中挣扎了无数个回合,最后浴火重生。凤凰涅槃和康康是其中的两位。

凤凰涅槃是一名30来岁的网店店主,有15年克罗恩病史。当年忍着腹痛在高考的考场上顽强拼搏,谁想1个月后,疾病诊断书几乎与大学录取通知书同时送到他的手中,让他深刻地体会了什么叫作冰火两重天。那个年代的人们,包括他家乡的医生们,对克罗恩病认知的匮乏,令他走了不少弯路,也令他在恐惧中孤独前行了多年。用他自己的话说,他的大学不像象牙塔,倒更像是赌场,永远不知道下一学期的精力应该押在学业上还是治病上。但骨子里的拼劲还是让他毕业了，天知道那4年他都经历了什么。之后的10年，他与肠梗阻斗了无数个回合，经历了2次手术，切掉的小肠长达2米，因为多次激素治疗的缘故，身体跟吹气球似的忽胖忽瘦。15年，他却感觉走了一辈子，如果没有家人和朋友的支持，就算内心再坚强，他恐怕也早就自我放弃了。现在的他，常常还需要挂着鼻饲管，但比起过去，他会觉得，现在的每一天都是上天的恩赐。他能从群里很多病友身上看到自己当年的影子，因而很多病友也都能从他身上获取前行的力量。对初级阶段和中级阶段的病友而言，凤凰涅槃是一个教父般的存在。

　　"康神"也是名"老克罗恩病"病人，他是一名网络编辑，有10年病史，但比起凤凰涅槃，他的故事没有那么沉重与悲壮。他之所以进入高级阶段，是因为他在起病的头几年几乎看遍了国内最好的医院，一边体验着病痛，一边从这段经历中得到升华。10年来，他与时俱进地获取有关克罗恩病诊治前沿的最新动态，甚至阅读外文文献，把工作重心转到了健康板块，做起了医学科普专栏的编辑，几乎成了半个克罗恩病的专家。他发布的疾病知识，在病友中具有绝对的权威性，因而他是群里医患之间最靠谱的桥梁，被初级阶段、中级阶段病友尊称为"康神"。

　　"教父"，为精神领袖；"康神"，为技术领袖。在疾病的乱世中，英雄就是这样产生的。中级阶段的病友们，多多少少都曾得到过他们的"庇护",于是自发地团结在他们周围,继续关照着其他病友。

这是一个健康的生态圈!

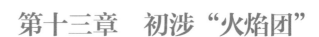

第十三章　初涉"火焰团"

如果你已经完全接纳了当前的自己，欢迎加入我们的"火焰团"！

这是"教父"最先提出的口号。

"火焰团"是"教父"和"康神"发起的线下病友志愿团，旨在帮助正在住院的重症病友重拾信心。每次活动时，数名与住院病友境遇相似的中、高级阶段病友志愿者来到病友床边，现身说法，开解心结。3年来，"火焰团"已经帮助了20多位病友。

深秋的一天，"教父"正式对何煦媛抛出了橄榄枝：如果你已经完全接纳了当前的自己，欢迎加入我们的"火焰团"！

对煦媛而言，这种荣耀，堪比当年出任大学社团的宣传大使。而她面对的第一位病友，是一位17岁的少年。

这是一位羞怯的男孩,叫小刚,17岁的年龄却搭配了13岁的纤细身体,煦媛脑子里分分钟闪回着《包身工》中"芦柴棒"的形象。又是克罗恩病!广泛结肠和末段回肠受累,回盲附近瘘管形成,拖了近1年,刚刚在闻主任这儿确诊。

"小刚,我们……""康神"欲言又止,过去对成年病友信手拈来的话语,此刻却吃不准落在小刚身上是否妥当。还是先换个话题:"小伙子,在哪儿上学?"

"去年初中毕业就不上了。"旁边的父亲说。

"为什么?!"煦媛吃惊。

"去年查出这病后,他自己就不愿上了,上不动了。他弟今年考上高中了,他要是再上,别说上不动,就是上得动,也供不起。"

煦媛顿觉热血上冲:"小刚,如果病好后还有上学的机会,你也不愿意上吗?"

小刚原本低着头,经这一问,小声地挤出两个字:"愿意。"然后就背过身去,钻进了被窝里。

"人家跟你说话呢!"父亲掀他的被子,他跟河蚌似的开了一条缝就又强行把自己关进了壳里。

"孩子内向,没办法!"父亲摇头,尴尬地面对着同样尴尬的煦媛他们。

"那……小刚的治疗目前还顺利吗?"

"顺利不顺利,我们也不知道,反正已经花了万把块钱了,我们也没医保,走一步是一步,闻主任昨天说最好能用一种新药,但一年的花费有10来万元。医生是出于好心,可我们家……"父亲示意煦媛到病房外说话,"普通农村家庭怎么可能有呢?"说完又摇头,然后又暗示"火焰团"的其他成员,小刚要休息了。

对煦媛而言,不知道这次"火焰团"的活动算不算是出师不利。回想父母当初对自己治疗的选择,煦媛心里一热,她真的是太幸运了!而这样的幸运,却没能降临到这位弟弟身上。事后与闻主任沟通得知,用生物制剂治疗应该是小刚目前最好的选择,但如果家庭经济条件无法承受,那也只能退而求其次去选择传统治疗方案。

这位"芦柴棒"的身影在煦媛心中挥之不去。她问肥哥:"如果一位17岁的孩子得到足够的经济支持后有望改变命运,那么我们是不是应该帮他?"

"你想怎么帮?"

"捐钱。我是不是太幼稚了?"

肥哥瞪大了眼睛:"你想捐多少?"

"我一个人杯水车薪,或许众人拾柴火焰高。我想在群里说一声,帮帮这孩子,不知道会得到什么反应。"

"你试试吧,现在众筹挺多的。看那孩子的造化了。"

于是,煦媛私信了"教父"和"康神"。两位领袖表示筹集善款是"火焰团"从未涉足的领域。但或许因为小刚是"火焰团"多年来接触的最小的病友,又或许"芦柴棒"的形象太惹人心疼,"教父"发话了:试试吧!

群里出现了有史以来的第一条SOS公告:一位亟待帮助的小病友。"康神"则利用网络平台将消息广而告之。1周之后,"教父"和"康神"发现,匆忙办理的联名账户里居然收到了5万多元!

当这笔"巨款"转到小刚父亲账户上的时候,这位只有40岁出头却沧桑得像60岁的男人边握着"康神"的手边抹眼泪,许久说不出话来,羞涩的小刚的眼里也终于放出了光。煦媛不喜欢说肉麻的话,也受不了这种肉麻的场面,便没有亲临现场,但心里却像放了烟花爆竹似的开心。

小刚父亲曾透露家里最多凑5万,加上现在筹集的5万多元善款,再加上药物慈善捐助的部分,小刚1年的治疗费,勉强算是凑够了。在第一次生物制剂治疗结束后,父子俩便开开心心地回家了。这个故事开头灰暗,但似乎终于迎来了光明的结局。

然而2周后,小刚失约了。闻主任很着急,"教父"、"康神"、煦媛以及其他三位直接参与此次活动的"火焰团"成员更着急。又1周过去,小刚仍然杳无音信,"教父"终于按捺不住,拨通了小刚父亲的电话。

"大哥,小刚怎么没来做第二次治疗?"

"哦,他出院后状态挺好的,胖了不少,谢谢你们。"

"不客气,治疗是需要有连贯性的,第二次不能耽搁太久!"

"那……我们不打算继续用那好药了。"

"啊?!""教父"蒙了,"为什么?"

"还是因为没钱了……"

"不是才捐你们5万多吗?"

"是……我们全家都感谢你们。但是,我们之前欠的债不能不还。另外,最近亲戚那儿有机会合伙做小生意,对我家来说,实在是难得的机会,所以一部分钱先拿去做本钱了,毕竟我有一家子要养,小刚看病,他弟上学,都得要钱,不能都指着你们捐,我们也得自食其力。不过你放心,小刚最近状态挺好的,人也胖了,还能帮着家里做事。等我家忙完这阵子,一定带小刚去复诊……"

电话那头,小刚父亲略显兴奋的声音伴着嘈杂的背景音;电话这头,"教父"叹了口气,默默地挂了电话。怎么向其他人交代? 在这件事情上,冲动真的是魔鬼。

这个真相只透露给了"火焰团"那几位直接参与者,包括煦媛。没有人敢在群里说,怕大家炸锅。

第十四章　关于慈善的思考

"在吗？"

"在！很不爽，是吗？"

"是！他们怎么可以这样利用我们的善心？"

"你不是他们，不要妄加指责。"

"都说可怜天下父母心，想当初我爸妈对我是拼尽所有。我真的无法理解小刚父亲。真的只是因为贫穷和无知吗？"

"或许对他们来说，全家人的生存，比一个孩子的生存更重要。马斯洛需要层次理论中最底层的是什么？是生理和安全的需要，其次才是情感需要。对这位单亲父亲来说，或许底层需要还未能得到满足吧。有钱喂饱自己和两个孩子，他才有安全感，才会有额外的情感来投入给他的孩子。"

"我为小刚感到悲哀，他的父亲根本理解不了他的身体正在经历着什么。儿子对他来说，只是一个家庭劳动力吗？"

"你怎么知道他父亲不心疼他？或许只是用了一种你不熟悉的方式，或许他们祖祖辈辈就是用那样一种你不认同的方式爱着自己的孩子。小刚的弟弟，或许因此获得了更好的教育机会，将来会有资本更好地帮助父亲和兄长？"

"你总是那么理性，那么乐观。"

"这是一个家庭的生存选择，我们可以不认同，但无权干涉。"

"但是这让我不敢再付出善心，经不起这样的伤害。"

"或许只是需要换一种方式。钱的确重要，但慈善不是盲目的，将来还是交给专业人士去做吧。"

"是，'教父'也那么说。"

"所谓自助者，天助。一个陷入困境的人，如果没有内心的崛起，外人的援助又能有多大用处？"

"我担心小刚，有这样的家庭，有这样的父亲，他内心崛起的机会又有多少？"

"……"

"怎么不说话？"

"我竟无力反驳。疾病总是夹杂着家庭和环境的不可抗性。但是对小刚而言，失去生物制剂倒并不等于失去了全部。他父亲说会带他来复诊，继续进行传统治疗，那一切都还有机会。只是今后的路,不可能是用他人金钱铺就的,要靠他们家庭自身的成长了。"

"是,自助者,天助! 晚安!"

第十五章 奇怪的病人

　　国庆长假前,煦媛复查了一次肠镜,检查时甚至比半年前更紧张。帮她检查的是杨柳,就是当初不被她待见的那位医生,不过现在他们已经是老朋友了。煦媛不敢看显示屏,她怕看到那些熟悉的"鹅卵石",于是就盯着杨柳那被口罩遮了一半的脸,试图从他的表情里获取间接的信息:溃疡愈合了吗?然而不巧的是,从杨柳那张严肃的面瘫脸上,她根本读不到任何有价值的信息,甚至连一般性的眼神交流都没有。那双眼睛,挤着紧皱的眉头,一直锁定在屏幕上。煦媛的紧张感就这样活活地被无聊代替了。一个过于无聊的医生,居然也能有安抚病人情绪的功效?!

　　"挺好的,原先那些溃疡基本愈合了,"杨柳把打好的报告递给煦媛,"下楼给闻主任看吧。"

"然后呢？"

"直接找闻主任就好了。"

"哦。"煦媛舒展下蜷麻了的腿，跳下了检查床。

闻主任的IBD专科门诊，永远都是排长龙的。不过和走廊另一头聒噪并不时爆发争吵的普通门诊相比，IBD的老病号们早已形成了默契：谁都不比谁的病情更复杂，谁都不比谁的心情更着急，闻主任不会怠慢任何一位病人，所以，安安静静地候着吧。

排煦媛前面的是一位满面倦容的女人，每次前面有病人进去就诊而空出座位，后面人挨个往前挪的时候，她总要慢半拍，非得在煦媛的提醒下，方才如梦初醒似的挪一下屁股。煦媛有种直觉：这个"拎不清"的病人，恐怕要耗去闻主任很多时间。作为一位资深老病号以及闻主任的铁粉，绝不能坐视不管！

"大姐，你是不是第一次来看闻主任的门诊？"

"是的。"

"你以前在其他医院看过吗？你提前把以前的病历资料准备好，一会儿闻主任要看的。"

"啊？还要带以前的资料？我没带。"

"你……那你能不能说清楚自己的情况？"

大姐盯了煦媛足足有5秒："市北医院的贾主任叫我来

的,他说给闻主任一说,她就知道!"

这一眼盯得煦媛有些发愣。市北医院是本市有名的肛肠专科医院,痔疮病人也来看IBD门诊?看来这位"拎不清"的大姐的故事不简单!再次挪位的时候,大姐迅速地挪到了诊室门口,看来是不想再搭理煦媛。10分钟之后,大姐被叫了进去。

诊室内外的世界似乎永远都不在一个时间轴上。当今人们一直抱怨的"排队3小时,看诊3分钟",暗含的逻辑似乎是等待一定比就诊煎熬。有此想法的各位,以为这跟在餐厅外面排队吃饭一样吗?在一个所有人都带着故事等待的地方,它内外的时间,真的很难讲哪个看起来过得更快。这种地方,充斥着时间的张力。IBD门诊就是这样的一个地方,当外面候诊的病人觉得等了一千零一夜的时候,里面那位或许正经历着五行山下五百年的煎熬。

那位大姐已经进去半个小时了。外面即便是涵养很高的老病号们,也开始焦灼起来,有人已经坐不住,开始在走廊里踱步。煦媛则在脑补一个"痔疮"病人是怎样耗去那么多时间的,闻主任会不会已经被逼疯了?

门终于再次打开了,那位大姐低着头走了出来,在众人的窃窃私语中无比迟缓地走到走廊另一头的角落,坐了下来。就在她出来的那一瞬,煦媛瞥到了她红肿的双眼。接着,煦媛就被叫进了诊室。

煦媛感觉到了一种压抑的气氛,因为闻主任似乎心情也很糟糕。好在煦媛漂亮的肠镜报告打破了莫名的尴尬。

"治疗反应很好! 你真是个幸运的姑娘!"

"谢谢闻主任。应该说,我真是听话的姑娘,您交代的,我都做到了!"

"有你这样的病人,也是我们的幸运。但真的不是所有病人都能有你这样的认知,不是所有病人的家属都像你的家人那样无条件地支持你。首战告捷,后面咱们继续加油维持,如果条件允许,那我建议继续把英夫利昔单抗用足至少1年吧!"

"早就和家人商量过,我们也是这个意见,没问题。"

趁闻主任写病历的时候,煦媛终于还是没忍住八卦之心:"闻主任,'痔疮'病人也看您的门诊吗?"

闻主任停笔,问道:"你是说刚才那位吗? 你很敏感。"

"她怎么了?"

"我不能随便透露其他病人的隐私。但是,如果可以,我希望你能一起帮帮她,她正是最需要关爱的那一类病人。她的情况,太复杂了,但门诊的有限时间里我很难处理更多事情。我让她不要走,在门口等我,如果你愿意,那将来在合适的时候,可以跟她聊一聊。"

第十六章　阳光照耀不到的角落

　　这是一位有故事的女人。这个故事与肠道疾病相关,她在这个故事中极尽隐忍,直到她发现现实其实比她想象的更为残酷。

　　她叫史晓琴,37岁,是一个极其传统的乖乖女。大专毕业后按照父母的期望找了一份安稳的工作,在本地下属县城的图书馆做图书管理员,几年后在家人的安排下相亲结婚。和大多数普通人一样,这种波澜不惊的生活,似乎就该这么进行到底了。但26岁那年,她开始腹泻,同年年末,出现了令她极为尴尬的难言之隐:肛周脓肿! 那一年,是她新婚的第二年。丈夫是一个略有大男子主义的男人,婆家时刻暗示着想早日抱孙的愿望,而她的病痛,让她害怕面对丈夫和他的家庭。她不明白自己的身体发生了什么,纵使翻遍了她所管理的那一屋子科普图书也是枉然。她隐隐地怀疑自己是否得了"不干净的病",否则怎么会下面疼痛难忍,还流脓了呢?但她历经无数个不眠之夜依旧想不出根源,自己生活这么检点,怎么可能呢?她更不敢就医,怕一纸诊断书断送了她的婚姻,更怕遭来亲朋好友和单位同事的非议。她也不敢告诉父母,因为丈夫是她父母在能力范围内能找到的家境最好的"优质男",全家后半辈子的幸福似乎都寄托在了这门婚事上。就像被父母花重金送进名校的学生一样,她怎能逃学或挂科?她就像一头困兽,陷入绝境。从来没有为自己做过选择的她,那年做了一个重大决定:默默地隐忍痛苦!

当然,纸是包不住火的。她的丈夫在一次又一次被拒绝之后,终于使用非正常手段发现了她的"秘密"。一时间,愤怒、哀伤、咒骂、痛哭,充斥了这个家庭。不明就里的亲友,散布让她最害怕的流言:史晓琴得怪病了,不能生育,烂女人……然后,这短暂的婚姻,也就这么散了。

28岁,瘦了一圈的史晓琴被父母接回了家。

世上有些事情就是那么奇怪:21世纪的城市里,仍然有某些角落能让你嗅到旧时代的腐朽气味;在越来越崇尚个性化的时代里,仍然有家长把孩子操控成了不知反抗的木偶。而相亲靠不靠谱,确乎不在于对方有多"优质",而在于你有没有把自己的尊严放在最重要的位置。

　　当然，那时候的史晓琴一家没有时间反思悲剧是怎样形成的。不过，失去了婚姻以后，她终于可以无所忌惮地就医了。先是去了县里某医院的妇科，被告知不是她想象的那些病，医生反而建议她去看肛肠科。肛肠科医生的结论是，肛瘘伴肛周脓肿，建议手术引流。这个结论让她有些发懵，但陪同的父母却乐开了花，欢欢喜喜地替她办了住院手续。在他们的认知里，女儿是清白的，做完了这个手术，怪病就能痊愈，流言就可破除，就有迎来下一段婚姻的希望了！

　　住院的1周对于史晓琴而言是空白的记忆，她成天想着的是为什么没有早点就医，为什么选择了隐忍？手术麻醉前在想，麻醉苏醒后还在想，想得头痛，想得眼泪都流干了。术后肛周症状得到了缓解，但她的性情似乎也发生了变化。术前，恬静；术后，木讷。

　　之后的近10年间，史晓琴的肛周病变反复发作，对于再次相亲的事宜，一搁再搁。事实上，她早已失去了再次步入婚姻的勇气，只是父母的唉声叹气不绝于耳，让她既愧疚又避之不及。今年春天，她的肛周疾病再次复发，同时，消失了很久的腹泻也再次出现了。她跑了近10年的那家当地肛肠专科医院已经黔驴技穷，那家医院把她推荐到了本市肛肠科最有名的市北医院。市北肛肠科的贾主任探查了肛周病变后，考虑她为复杂性肛瘘伴肛管狭窄，立即安排了一次肠镜检查，结果不出所料：回结肠多发纵行溃疡，考虑克罗恩病伴肛周并发症。

三千多个委屈的日夜,竟是因为这样一种闻所未闻的疾病! 这就是她来到闻主任门诊的原因。

她的病情10年间处于一种缓慢进展的状态,与很多克罗恩病人相比,并不是最严重的或最复杂的。但她这10年走的弯路,让闻主任无比痛心。

在煦媛住院期间,闻主任曾告诉她,病人和疾病的关系应该是这样的:病人应该成为自己疾病的专家,把自己的医师、护士、家人,甚至朋友都变成自己疾病治疗团队的成员,而自己则是治疗团队的核心。然而,对有些病人来说,这个要求似乎太高了。比如史晓琴,在成为疾病的专家之前,恐怕首先应该学会成为自己生活的主人。这也是那天令闻主任沮丧的最主要的原因。这世上,总是有阳光照不到的角落。

第十七章　神奇的老太

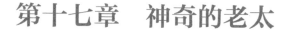

　　史晓琴住院了,非常巧合的是,她也是28床。

　　隔壁29床是一位满头银发的老太太,姓李。她即使大部分时间卧床,也会在每天清晨,请护工帮她把头发梳得整整齐齐,把床头柜理得干干净净。她的脸色略显苍白,但眼里仍泛着明亮的光彩。每天查房完毕,她便一边输液,一边戴着老花镜看书读报。病房再忙乱,她那一隅,总是显得安静祥和。据说,她是一位病史长达8年的溃疡性结肠炎病人,这次复发入院的时候,是下了病危通知的。

　　溃疡性结肠炎是另一种类型的炎症性肠病,或许就病变范围局限在结肠这一点而言较克罗恩病略显"幸运",但重症溃疡性结肠炎急性发作时严重的黏液脓血便和休克等险状,并不比克罗恩病那些恼人的并发症"客气"。在告病危的炎症性肠病中,溃疡性结肠炎通常是多于克罗恩病的。

李老太在史晓琴入院前,因为溃疡性结肠炎合并巨细胞病毒感染,刚刚去鬼门关走了一遭,但史晓琴已经嗅不到一点点关于当时腥风血雨的气息。

在煦媛等"火焰团"小字辈的眼里,李老太是位传奇的"高人",有着8年病史,3次病危,前2次病危分别是因为重症复发和肺部真菌感染。当大多数病人深陷炎症性肠病(in-flammatory bowel disease, IBD)泥沼的时候,李老太只是站起来拍拍身上的浮土,便又回到她平静的生活中去了。"历经各种感染而又百毒不侵",是医护们对这位神奇老太的评价。

1年前,IBD门诊候诊区里,"康神"偶遇李老太,便虔诚地向她讨教:"如何能带着IBD,把日子过得像您一样从容淡定?"李老太"哈哈"一笑:"岂是我从容淡定,只是IBD对我比较客气罢啦!"

那天,李老太是这么告诉"康神"的:"我六十七岁得的这个病,同一年,我的一位老同学得肺癌去世了。我记得闻主任就在诊室里告诉我,溃疡性结肠炎是一种无法治愈的疾病,但可以控制它。你知道我听到这话是什么感觉吗?庆幸!虽然身体不再如往日健康,但至少我还能控制我的身体和生活。我比我那位老同学可幸运多了。既然有幸活着,那就更得珍惜,于是我很听闻主任的话,按时服药,按时复查。大部分时候感觉还不错，但毕竟岁数在呢，一不当心还是会有个三长两短，那就尽人事听天命吧。这里的医护人员都很好，像我的孩子似的，我十分信任他们。时间长了，对这病了解多了，我才知道，这是个'年轻病'，你们年轻人可没少因为这个而耽误工作和学习，甚至终身大事。我在这个岁数得病，倒是没了这些烦恼和顾虑。你说，这病是不是对我还算客气的？不过有时候我也会觉得有些不乐意。你看，你们年轻人要是得了'老年病'，社会上就特别重视，我们老年人得了'年轻病'，怎么就没那么多人关注呢？你是不是觉得我太矫情了？我也就瞎想想。我们这一代人，一辈子都靠自己。老了，病了，还是得靠自己，所以既然得了'年轻病'，那就让自己跟着年轻一回，身体好的时候，照顾好自己，多活动活动，继续学习，和你们年轻人一起加油努力！"

这段话经"康神"之口，在"火焰团"广为流传。

作为年轻病友，"教父"与"康神"的强大，大半来自疾病的磨炼。而李老太的强大，则来自她前半生的磨砺与积淀。每当年轻人问起她强大的渊源，她总是轻描淡写地来一句："我们这一代人，可不都是……"而这些年来他们"这一代人"IBD 的发病率，竟也跟着年轻人的一起升高了。然而就像老太"抱怨"的那样，年轻人患病，全家围着病人转，老年人患病，家里家外的关注度都不够。也因为老年人上网能力弱这一天然屏障，让以年轻人为绝对主体的"火焰团"，几乎忽略了这群老病友的存在。而事实果真像李老太说的那样，IBD对老年人更"客气"吗？恐怕也如小马过河，深浅自知。老年IBD病人，面临更多的误诊可能，更多的感染风险，更多的器官衰竭危机。即使IBD的拳头对他们砸得略轻些，老年人的抗病能力与年轻人的也是不可同日而语的。因而"客气"一说，除了让年轻人对李老太充满崇敬外，更让他们开始关注那些和他们同在一个疾病王国的、历经半生磨砺后仍要开始新的挑战的伯伯、阿姨、爷爷、奶奶。

第十七章 神奇的老太……

第十八章　破冰

"小冯,你现在技术越来越好了,在我这老树枝一样的手臂上找血管,一找一个准!"

"那是您恢复得好,这些天的血管越来越鼓啦! 您来的头一天,一根血管都找不着,可吓坏我们了!"

冯琴笑呵呵地给李老太松了止血带,摇了摇采血管,离开了病房。复查完这次血检,不出意外的话,李老太就该出院啦。

李老太每次入院出院的消息总能准确地传到"火焰团"成员那儿。于是,煦媛准时在这天上午查房过后,悄悄地潜进了这间她熟悉的病房,病房里没有其他病人,李老太照旧安静地靠在床头看书。这是她第二次见到李老太,上一次是在闻主任组织的病人教育会上,李老太是最年长的病人代表。作为新人,煦媛从李老太那里得到了很多安慰和力量。她想，当初她住28床的时候，29床是李老太该多好，那她估计也就不会做噩梦了。这次她自告奋勇地来看望李老太。因为医院管理的要求，病房不许放鲜花，煦媛代表"火焰团"为李老太带了一套戏曲光盘，这个用心的选择让李老太乐得合不拢嘴。

一老一少聊了一会，28床病人做检查回来了。

煦媛看到她，吃了一惊。史晓琴也愣住了，扶着床沿，半天才坐下去。

"你们认识吗？"李老太摘下老花镜，笑盈盈地看着她俩。

"晓琴是个内向的姑娘，她家远，家里人来得少，我有时陪她聊聊天。可能我俩之间有代沟了，我说的老话儿激不起晓琴的兴趣。煦媛来得正好，你俩聊一聊，晓琴也是新病人，看看她有啥困惑的地方，你帮着解释解释。"

史晓琴腼腆地笑了。李老太哪里像她自己说的那样"讲老话，有代沟"了，李老太的眼光之"毒"在晓琴入院的第一天就把她给镇住了。

那天，晓琴独自一人来住院。夜里病房熄灯后，她辗转反侧，起床蹲在病房门外给家里打了一通电话，悻悻地回来又在卫生间磨蹭良久。重新爬上床后，一会儿用被子蒙着头，一会儿又掀开被子透口气。李老太虽然不知道她的病情，但看着她的一举一动，也禁不住一阵心疼。

"姑娘，如果不舒服，那就按铃喊护士！"李老太轻声提醒。

史晓琴摇了摇头，没有动。

敏锐的老太似乎明白了什么，又说道："病是自己的，命也是自己的，再多的不快活，这会儿都要给养病让路。姑娘，到了医院，就别多想了，养好病，保住命，再把其他事情重新拾掇起来。我老太婆都不怕，你也别担心，好好睡觉，才有精神治病！"

这几句话像一道闪电击中了史晓琴的心。

得病之后，从来没有人用这样关照的口气跟她说过话。即便是自己的父母，出于心疼而说出来的关心的话，也常常因为夹带着命运对这个家庭不公的怨气，而听起来变了味。"我造了什么孽，女儿居然摊上这样的事！""原本好好的日子……你以后可要怎么过？""早知今日，当初就不该……""除了我们，将来还有谁来帮你！"这是晓琴妈常常挂在嘴边的话，她会一边尽心地为女儿准备三餐，一边任由这些话像泡泡一样飞得满屋子都是。并非对女儿不关心，但她不知道，这样的话语让晓琴在家人面前充满了负罪感，以至于不敢在疾病的诊治道路上全力以赴。而这位陌生的老太太，是第一个在关心她的同时，不给她任何思想包袱的人。顿时，一股暖流涌遍全身，一汪热泪夺眶而出。

之后的几天，李老太有意无意地对史晓琴说了许多自己得病后的经历。她说她咬牙挺过无数次肠镜检查时的坚强和乐观，也说她某次突发急病入院，恰逢老伴骨折、儿子出国时的脆弱和无奈。她告诉晓琴，没有过不去的坎，收拾好自己，前路总能看到光明。她自己就是靠着这样的信念，在生活的荆棘林中，一路闯过来的。

史晓琴安安静静地听李老太说话，很少接话，她仰慕地看着这位透着"仙气"的李老太，多想她是自己的亲人。不，她更想成为李老太那样的人，像她那样思考，像她那样说话，像她那样生活。很奇怪，她渴望靠近李老太的灵魂，想要和她亲热地攀谈，想要把自己这些年的苦难向她和盘托出，但又不敢，似乎有什么阻遏着她的咽喉，怎么连表达自己的勇气都没有了呢？这让她深深陷入苦闷之中，甚至怨恨自己。

煦媛面对史晓琴，想到了闻主任那天的"委托"，这会儿又被李老太推到了聚光灯下，她感到有压力，但是怀着对这位新病友巨大的好奇，煦媛觉得，现在正是那个"合适的时候"。她大方地向史晓琴介绍了自己，并告诉她，6个月前，她就躺在这张病床上，经历着平生最大的煎熬。她绘声绘色地给史晓琴讲了那个诡异的梦，现在想起来多么好笑。史晓琴真的笑了，她笑煦媛居然会动"轻生"的念头，真是思想幼稚的小姑娘。而她自己，10年来，无数次举目无望的时候，都没有这样愚蠢的念头，她死了，要她的父母怎么活呢？想到这里，史晓琴暗暗吃了一惊，原来自己也并非一无是处，比起眼前这个"不知愁滋味"的小姑娘，她还是有靠谱的地方的。

煦媛事无巨细地向晓琴询问入院后的诊治情况，询问她所熟悉的那些检验指标，传授与医师沟通的经验与技巧，比如，怎样利用宝贵的查房时间让医生最大限度地知道病情的变化："你得提前做好总结，比如有没有发烧，有没有肚子疼，什么时候疼，疼了多久，解了几次大便，大便是什么样的，等等。这些是他们比较关心的，别等问了再想。"又比如，除了查房，其他什么时候去找医生问病情比较合适，某某医生一般什么时候会在什么地方，甚至从病房到其他检查科室可以抄哪条近道，都交代得清清楚楚。史晓琴瞪大眼睛听着，有种受宠若惊的感觉。看病还有技巧和门道，这是她从来没有想过的，她对这位妹妹充满了感激。

"你用了什么药？"史晓琴第一次主动发问。

"我用的是生物制剂。"

"哦，特别贵吧？医生查房时提过。真羡慕你，我用不起，所以就不考虑了。"

"唉，你也不用羡慕我，没准哪天这个药就进医保报销范围了。再说，咱们好多病友不用生物制剂，就用激素加免疫抑制剂，效果也不错的！"

"妹妹，我不能跟你们比，我这病拖得时间长，最近又老是请假看病，我都怕我在单位干不长了，真怕丢了工作，没了社保。"

"晓琴姐，有机会你一定要参加我们的病友会，跟大伙聊过后你就知道，谁没被看病耽误过工作！所以，咱们要学习如何管理疾病,不但自己要有信心和毅力,还要争取家人、朋友、同事的支持。"

史晓琴红了眼睛,一时间,羞愧、委屈、愤恨涌上心头,踏破了树在她心头的藩篱,她终于第一次在人前讲述了她"不堪回首"的过去。煦媛和李老太在惊愕之余,几乎用尽了全部的力气去抚慰。而畅言过后的史晓琴,感觉到了前所未有的畅快。

第十九章　爱的纠结

　　从医院出来的何煦媛,内心激荡得有些不能自已。她走在路上,一会儿潜然泪下,一会儿又破涕为笑,像个疯子。在街角遇到接她的肥哥,她情不自禁地给了他一个大大的拥抱。这个宽厚的肩膀,这个她一直觉得靠起来理所当然的肩膀,这时让她觉得是上天赐予她的最宝贵的礼物。她是一个多么幸运的女孩啊!

　　让幸运的煦媛意外的是,1周之后,在煦媛29岁生日那天,肥哥向她求婚了。

　　煦媛曾经无数次地幻想她与肥哥的未来:有一个梦幻般的婚礼,有一个可爱的孩子,不,或许是两个可爱的孩子。他们相依相守,有一天夕阳会把他们耄耋之年执手而行的影子拉得很长很长……情节很俗套,但是她觉得已经够好了,尤其是得病以后,她不想再往这些画面里增加额外的内容,怕承受不起。得病的半年多来,肥哥一直陪在煦媛身边,除了少吃了很多"大餐",两人的交往似乎并没有产生实质性的变化。一开始,煦媛的内心是忐忑的,她怕自己会"连累"肥哥,更怕肥哥对自己的健康状况有想法,毕竟现在的年轻人大多很现实。她常会想去试探他的口风,但每次看到他温厚如初的表情,便又开不了口。算了,说破了之后万一无法面对怎么办,不如就保持现状吧,当一只鸵鸟,享受当下。她觉得,肥哥可能也是一样的想法,他难道就敢直面吗?时间长了,在这种温暖的共生和微妙的默契中,煦媛不再去想两人真正可能面临的挑战。

随着身体状况好转,她慢慢感觉到了自己的内生力量,其实生命的这种力量与生俱来,只是似乎只有重新生长时才能觉察到它的存在。这种感觉,就像母亲因为孩子的出生而回想起了自己的成长,并且这个孩子带给了母亲无尽的勇气。凭着这股勇气,煦媛对肥哥的态度,渐渐从依赖转为感恩。她不再像过去那样纠结于肥哥对自己的看法,生命中能遇到这样一位伴侣,已足够美好,而自己的成长和强大,则是配得上这美好的唯一途径。煦媛对未来的梦想,似乎以另一种方式重生了。而在某一天,明晃晃的求婚戒指将她的梦想带进了现实。

原来,煦媛在原地踌躇要不要迈出这一步的时候,万山已

第十九章 爱的纠结……

经默默地向她迈出了九十九步。

半年前，煦媛在噩梦中度过的那个夜晚，对万山来说，无疑也是痛苦的煎熬。本来，在那年春天，他已经计划好了求婚的各种细节，包括那枚求婚戒指。自从准备好了那枚戒指，万山每晚都要把它举起来，看着它，一遍遍地演练求婚的台词。但是自煦媛住院后，万山突然失去了举起戒指的勇气。作为学生物出身的旁观者，万山对疾病的认识有足够的敏感度，他不像煦媛还执拗地抱有幻想，他很快就明白，煦媛将要面对什么，或者说他自己将要面对什么。同样是28岁，万山同样也遇到了人生的巨大难题。除了来自闻主任和杨柳医生的信息，万山借助自己的专业优势，背着煦媛获取了更多关于克罗恩病的信息，然后在大量的信息中展开了激烈的博弈。他问了自己四个问题：第一，以我对煦媛的了解，她会不会就此被疾病击垮？第二，如果我们在一起，那我能承受的最坏的结果是什么？第三，我有没有能力在精神上和经济上陪她终生对抗疾病？第四，我的生活里能不能没有她？

作为一名刚刚走上职场的普通人家出身的年轻人，万山是现实的，也是理性的。这四个问题很虐心，但是他必须认真寻找答案，哪怕多花一些时间。他认真观察着煦媛的表现和自己的感受；同时，努力而小心地为煦媛营造一个一如既往的温暖环境，维护着他们共同依赖的心灵港湾。很快，第一个问题得到了答案：煦媛是个坚强而懂事的女孩，她的治疗反应给了她信心,而她又给了万山信心。然后,在陪着煦媛与"火焰团"接触的过程中,万山了解了病友们形形色色的生活,各种各样的预后在他们身上真实上演。什么叫作"我能承受的最坏的结果"?万山渐渐发现,这似乎是一个伪命题,因为最坏的结果,往往不是源自疾病本身的重拳击打,而是源自人们内心的无知、无援与无奈。万山见证了煦媛努力自救的全过程,见证了她的成长和她与病友间的互助。疾病让她比之前更强大、更独立,这种强大和独立也感染着万山,作为一名健康人,不更应该努力地工作和生活吗?所以,第三个问题,对他们而言,单纯是万山陪伴着煦媛吗?这又何尝不是煦媛在陪伴着万山成长呢?所以,第四个问题迎刃而解:那枚被搁置了半年的戒指,终于重见天日!

"亲爱的煦媛,我会永远爱你,无论贫穷还是疾病!"

第二十章　给爸妈的信

　　煦媛和万山此时很是希望他们生活在一个可以随意私奔的年代，不用管其他人的意见。但是，似乎在任何一个年代，私奔都不是随便可以实现的。婚姻从来不是两个人的事，而是两个家庭的事。他们甜蜜地手拉着手走到一起后，还要再过最后一道关卡，万山的家人这关。万山向煦媛求婚的时候，他的家人并不知道煦媛的情况，万山打的是先斩后奏的主意。

　　煦媛问万山：你爸妈会祝福我们吗？

　　万山：那当然。

　　煦媛：我将来在生活上可能会比其他女生麻烦。

　　万山：我知道。

　　煦媛：那他们呢？你爸妈，他们知道吗？

万山：不知道。不过，该让他们知道。

煦媛：那你去说。

万山：咱俩一起去。

煦媛：不，你先去。

万山：你不在，我不知道怎么说……

煦媛：我也不知道，有点尴尬……

对于IBD病人来说，这真是一道难过的关卡。尤其是，如果患病的是女孩，那过程可能会更困难一些。除了疾病对生活质量有潜在影响，生育问题是第一个无法回避的问题，尤其是在这二孩政策盛行的年代，对年轻的IBD女孩来说，对方家庭给予的无形压力，真是一种"折磨"。

有一些煦媛结识的病友的确因为疾病的因素影响了婚姻，比如史晓琴。万山的父母会同意吗？其实，万山自己也不确定，因为他是独生子。没有父母祝福的婚姻会幸福吗？该怎样向父母宣布这个"喜讯"呢？万山和煦媛花了1周的时间去斟酌。最后，他们决定，两人分别给万家爸妈写一封信。

亲爱的老爸、老妈：

你们，好吗？你们的儿子居然又开始给你们写信了。别担心，没发生不好的事，我很好，煦媛也挺好的。

还记得今年五一节，你们让我带煦媛回家过节，但我们没回去吗？其实不是因为我加班，而是煦媛那会儿病了，暂时不适合出行。煦媛今年四月查出患了"克罗恩病"。这是一种暂时还无法根治的少见病，属于特殊的肠道炎症性疾病，它让煦媛在之前的半年时间里频繁地腹痛、腹泻，瘦了十几斤，不得不住院治疗。请原谅我那阵子没告诉你们实情，是因为这事对煦媛打击很大，我也跟着懵了。整个四月，煦媛都处于病休状态，她的爸妈从老家赶来，一边陪伴她、安慰她、鼓励她，一边到处打听关于这病的最新诊治消息，并且不惜一切代价为她选择了目前最好的、最昂贵的药物。看着他们二老，我不由得想到了你们，我想，如果得病的是我，你们也一定会用同样的方式对我吧。煦媛和我一样，都有一双可爱可敬的父母，感谢你们，让我们时时刻刻都能感受到家的温暖！

我猜你们一定已经着急地想要上网搜索关于"克罗恩病"的消息了吧。我当时就是这样，整夜地在网上找相关资料，找着找着，心都揪在了一起。我心爱的姑娘，居然得了一种别号"绿色癌症"的疾病！虽然这是一种良性疾病，虽然医生们告诉我们通过疾病管理，她仍旧可以过上正常的生活，但她可能需要每天服药，可能要经常住院，甚至进行多次手术；她可能要频繁地请病假，影响工作；她可能每个月都要支出高额的诊疗费，并且这种状态可能将伴随她一辈子。说实话，我当时害怕了，我还没有做好准备去接受这样一位终身伴侣。但同时我又耻于有这样的想法,因为你们从小就教育我,做人要有担当。煦媛得病并不是她的错,如果我那时当了逃兵,那岂不是对她的双重打击吗?所以,我没有离开,我决定和她爸妈一起,帮她渡过难关。同时,我也想考验一下自己,能不能有勇气把自己的人生列车搬到与她继续并行的轨道上。

非常幸运的是,煦媛遇到了几位经验丰富又认真负责的好医生,煦媛的治疗效果很好。五一过后不久,她的身体状况就大致恢复到了病前的状态,也恢复了工作。最近她做了一次复查,医生说她的肠道炎症控制得很不错。煦媛的心态调整得很快,有些出乎意料。我原先跟你们开玩笑说她平时像"女汉子",她真的就是!她这几个月的乐观和坚强,常常让我自愧不如。虽然克罗恩病不可治愈,但煦媛让我相信这病真的可以控制得很好。慢慢地,我也越来越有信心,哪怕将来这病真的复发了,我想,我们也有信心再次去迎战它。

你们知道吗?煦媛还是个特别热心的姑娘。得病后,她认识了很多"同病相怜"的病友,她会自发地去给予他们精神支持。可能她天生就有这样的热心肠,也可能是这段经历激发了她潜在的力量。煦媛真的成长了,作为见证者,我真替她高兴。当然,同时成长的还有我自己。煦媛和她的病友们让我看到了生命的脆弱,健康的可贵,我也开始注重养生了。过去你们每次都在电话里唠叨我，让我别吃垃圾食品，别熬夜，少喝酒。放心，你们的儿子现在都做到了！

我想，我现在可以以一个成熟男人的姿态对自己说：我准备好了，我愿意与煦媛结为夫妇，她的乐观坚强让我觉得踏实，因此，我不怕可能出现的艰辛，我为我自己的选择负责！

元旦假期，我想带煦媛一起回家，请祝福我们，给我们温暖的拥抱，好吗？

爱你们的儿子 　小山

亲爱的叔叔、阿姨：

你们好。第一次给你们写信，希望你们能原谅我的唐突。

算来和小山认识已经10年了，很感激他，为我的生命留下了这么美好的校园回忆。大学毕业之后，曾经的"班对儿"大部分都劳燕分飞，去年同学聚会我们才知道，我俩大概是班上"硕果仅存"的一对了，当时真是替我们自己骄傲了一把。我俩曾经约定，等他研究生顺利毕业，等我们工作扎稳脚跟，我们再准备结婚。这就是为什么前两年面对您二老的"暗示"，我们迟迟没有行动的原因。不是我们"恐婚"，而是这是我们两个成年人对婚姻负责的态度。今年,小山说他准备好了,可是我却病了。非常抱歉,我打乱了他的计划,改变了他对我们未来生活的憧憬,或许也破坏了您二老寄予我们的厚望。可是,我又何尝不对此感到懊恼呢?

　　我得了一种叫作"克罗恩病"的疾病,从去年开始,它开始侵蚀我的肠道。我不知道它为什么在芸芸众生中,选中了我,但是这就是事实。经过沮丧期后,我开始接纳它,接纳自己不完美的身体。这个过程很痛苦,但是我挺过来了。这期间,真的感谢万山的陪伴和支持。他每天都用温暖的笑脸迎接我,似乎他从不在意我的变化。但是我却一度不敢面对他的关怀。我顿时理解了为什么有些人知道自己身患重症后,会选择放开自己的恋人,那是无私的真爱。我爱万山,我不想他来分担我的痛苦,毕竟,这是一个将会伴随我一生的疾病,但是我却不舍得就这样转身离开。这是自私?还是懦弱?我自己也说不清,但是我真的不甘心,毕竟克罗恩病不是绝症,它是一个可以通过管理进行控制的疾病。如果自己都不去搏一把,难道指望别人来可怜吗?我想那才是真的懦弱。谁会去继续爱一个得了病就自我放弃的可怜女孩呢?于是,我严格地遵从医生的指导,按时用药,按时复诊。我的努力,加上上天赐予的运气,使我的病情控制得比预期更理想,也使我站在万山身边时,能继续保持那份坦然和自信。

上周，我们终于正式开始了谈婚论嫁的话题。我告诉万山，经过疾病的这番洗礼，我已经做好了与疾病斗争终生的准备。如果他对未来生活可能面临的困难充分知晓，而且依然愿意与我相依相伴，那我必报之以琼琚。如果他不想接受这样的生活，那我也充分尊重他的选择，毕竟他已经帮了我那么多，再强求就真的是自私了。我们那天谈了很久，也是自我得病后我俩第一次把这些心意明明白白地说出来，才发现原来我们各自对对方都有着那么多的心疼与担忧。我们也谈到了未来的孩子，我乐观地期待着，只要我继续将病情控制平稳，我们就会有很大的机会生下一个健康的宝宝，毕竟医生给的研究数据不会错。但我也担心，万一疾病复发，我可能会成为一个"高危"的孕妇；我还会担心，万一孩子也遗传到了疾病的基因（虽然遗传的概率并不高），我们是否能承受这样的压力？万山说他愿意与我一起面对，这是他深思熟虑后的选择，我为此感到无比感动与幸福！

亲爱的叔叔、阿姨，今天，我坦诚地说出我的病情，因为我深知婚姻不是两个人的事，而是两个家庭的事。你们眼中的我，或许已经不是曾经那个健康活泼的煦媛了。我知道我的病情一定会带给你们压力，你们不是我的父母，本不需要承受这样的压力。如果你们出于对小山的爱而拒绝我的到来,我尊重、理解并接受你们的选择,因为疾病教会了我自立自强,我要做自己生活的主人。但是,我仍然期待着你们能祝福我们,给我们温暖的拥抱!

爱你们的煦媛

第二十一章　爸妈的回信

亲爱的小山、熙媛：

　　来信收到，我们读了一遍又一遍，辗转难眠。是的，你们所面临的压力随着这封信传递到了我们身上。但你们不知道的是，对于克罗恩病，我们并不陌生。爸爸单位的一位老同事的女儿，前年也查出了克罗恩病，因为患病，错失了一个非常难得的工作机会，那也是一个从小就非常优秀的姑娘！这事曾让我们几位老同志唏嘘不已，一面安慰着这位同事，一面替姑娘的将来担忧，包括她的工作和婚恋。但我们从来没有设想过，同样的疾病会降临到熙媛的头上！从旁观人家的遭遇，到直面自己儿子的婚姻，感受真的是天差地别！熙媛，请原谅我们的直白,但这正是我们的感受,希望你能理解。

这些天,我们一直处于矛盾纠结之中。煦媛是一个好姑娘,我们喜欢你的爽朗、率性和单纯。想到你,我们就想起老同事家的女儿,如果因为疾病而放弃了你,那我们真的是不忍心。我们也同样理解你的父母,就像理解那位老同事一样。但是,小山是我们唯一的孩子,他的幸福是我们最看重的。我们抚养他成人,教他在社会上自立,当然希望这一切的努力能换他一个平安顺遂的人生。我们不希望他染上重病,也不希望他家庭的任何一员受到病痛的折磨。但是,如果我们因此"棒打鸳鸯",又恐怕小山的精神受到折磨,也怕自己良心难安。唉! 难啊! 这恐怕也是爸爸妈妈此生遇到的最大的难题了!

在一番苦思之后,我们拜访了那位老同事。时隔2年,得知他的女儿经过治疗后病情虽有变化,但总体趋于稳定,在新的单位也找到了工作与生活的平衡。我们的内心得到了安慰,也对这种疾病的控制有了信心。只是那位姑娘因为疾病的原因,迟迟不敢享受爱情。心疼之余,我们更理解了这种疾病带给年轻人的困扰。

我们不是圣母能无私地接纳人间所有的不幸,但作为普通人家的父母,我们却也愿意努力接纳和包容自己的孩子。

小山,你从小就是个谨慎稳重的孩子,对于你做的许

多重要决定，我们一向持尊重的态度。对于婚姻，小山你
真的决定好了吗？真的准备好了吗？你面临的是爸爸妈
妈穷尽几十年生活经验都无法应对的全新挑战！爸妈或
许不再能够帮助到你，你准备好独自一人去承担这一切
了吗？如果你没有准备好，我们希望你慎而又慎，三思再
三思！也请煦媛再给你一些时间。如果你确定准备好
了，那就勇敢地去迎接你们的新生活吧！无论生活是晴
是雨，记住，将来你们两人要齐心面对，相互扶持，不畏艰
辛，不悔初心！

　　以上，致两位真正为自己和对方负责的成年人！

　　　　　　　　　　　　　　　　　爱你们的爸爸、妈妈

　煦媛合上万家父母的信，热泪盈眶。
　"这是我几世修来的福分？遇到那么好的你和你的家
人！"
　万山只是憨憨地一笑："你若盛开，蝴蝶自来。"

第二十二章　新的轨道

"你觉得我的婚礼应该是什么样子的?"

"饕餮盛宴!婚宴标配!"

"别开玩笑,你知道我指的不是这些!"

"别逃避你内心的渴望!有人说,你最想展示的东西,往往是你内心最缺乏的东西。我不知道这话对不对,但是,你,我,我们现在真的很渴望吃!哈哈,好吧,这是一个玩笑,而且并不好笑。"

"好吧,除了吃,还应该是什么样?一生只有一次的人生大典,不应该精致一些吗?"

"如何精致?中式?西式?草坪?空中?水底?这些曾经梦幻的情景设置,现在想来都好苍白。我想有至亲好友见证幸福,足矣!"

"你什么时候变得这么清心寡欲?"

"你不觉得这一年来我们变了很多吗？身体的变故，让我们看清了生命中最重要的东西：健康和家人。"

"你说的这些都没错，但仅仅因为疾病，我就该放弃那些美好的东西吗？"

"不是放弃，是自我调整！"

"是，我承认我调整了很多，关于饮食，关于作息，甚至关于工作。但是，除了这些保障健康的必需条款，我还想追求更多，我不想因为一个疾病一再地降低我的生活质量！"

"你觉得我在降低生活质量？"

"难道不是吗？每次我在某样东西上想要多追求一点，总能感觉到一股力量在压制着我的冲动，似乎还有一种声音隐隐在耳边环绕，以身体健康的名义要求我做出让步。那种卑微的，让人懊恼的声音，一而再，再而三地响起。"

"你说我卑微？你在质疑我？"

"现在的你让我痛苦！我们本是一体的，可是你有时却压抑得我快要窒息。我的肠子只是出了些意外，除此之外，我和其他年轻人别无二致。我有朋友，有工作伙伴，有爱好，有追求，我配得上那些所谓'浮云'构建的美好！"

"……"

"对不起，我刚才过激了。我只是觉得，我们的意见最近很不统一。"

"我以为我一直是你的引领者和保护者。6年前，你逛街偶然购买的一本杂志给你提供了重要的求职信息，你为自己的幸运欢呼万岁。你以为那真是巧合吗？不，其实我关注那本杂志很久了，只是你视而不见。5年前，你本来正打算快速通过一个路口，但却突然慢下了脚步，正在这时，一辆汽车在你面前呼啸而过，你惊出一身冷汗，诧异自己居然莫名其妙地躲过了一劫。你以为那也是巧合吗？不，是我看到那个路口被建筑物遮挡的盲区，听到隐隐的车轮声而指挥双腿减慢了速度！3年前，你在厨房用高压锅做排骨汤，突然脚底抽筋，然后退到客厅休息，就在你刚刚离开厨房的时候，高压锅爆炸了，锅盖冲到天花板上后重重地落下，你庆幸自己捡了一条命。你以为那又是巧合吗？不，是我看到了高压锅盖下异常的颤动而指挥脚底肌肉发生了痉挛！28年了，我一直默默陪伴你，保护你，帮你躲过无数危机，帮你成为更好的自己，这是我的职责。你现在却不信任我，我很伤心。"

"对不起，我的潜意识。我知道即使我众叛亲离，你也不会离开我。我只是觉得，我们离开正常的生活轨道太久了，我想回归，甚至跳到比原来更好的轨道上。你说的没错，健康和家人是我生命中最重要的东西。但是，克罗恩病不是我的首要身份标签，我或许当不了美食家，但我还是设计师、摄影爱好者、古典音乐发烧友、'火焰团'成员。现在，我更重要的身份是新娘！这每一个身份标签对我而言都同样重要，我想要全力以赴过好我的人生，我想要甩掉克罗恩病带给我的卑微感。我准备好了，我的身体也准备好了。请你，支持我！"

"对不起，我让你感到了卑微和无力。也谢谢你，告诉我你对我的不满。这段时间以来，我们虽然一直在努力回到正常的轨道，但是大量疾病带来的负面信息还是充斥在左右，无论是我们自己的经历，还是周围病友的经历。你可以选择接受，也可以选择忘却，但是我却一五一十地将它们接收了下来。我本能地想要规避风险，没想到却让你感到了不悦。请告诉我，我该怎么做？"

"天哪！我明白了，你一直在默默处理我无意中接收的所有信息！我把自己浸泡在什么样的环境和情绪中，你便以什么样的方式来影响我。我以为我已经足够坚强和乐观，但这只是表面的我，你还在努力消化这一年来我带给你的那些负能量，所以你……"

"你终于认识我了。"

"我们是时候开始改变了！那么，从婚礼开始！"

"这一次，请你引领我。"

第二十三章　婚礼

又是一年的春天。

史晓琴在手机导航的引领下寻找着喜帖上的那家酒店。酒店位于这个城市著名的景区外围，离她住的地方足有4公里，但她选择了徒步，因为她想慢慢地感受沿途的花红柳绿。上一次春游此地，还是她做学生的时候，记忆早已模糊。此时已是午后，阳光洒在身上，暖风拂面。春天特殊的芳香沁入毛孔，全身每一个细胞都感到舒爽和惬意。每一次抬头望天，史晓琴都有一种要酥化了的感觉。

去年秋天住院期间，史晓琴开始了针对克罗恩病的治疗。闻主任告诉她，她发病年龄轻，肠道炎症重，并且早期出现了肛周脓肿及肛瘘的并发症，预期属于难治的"高危"人群，需要强化抗感染治疗。经肛肠专科引流

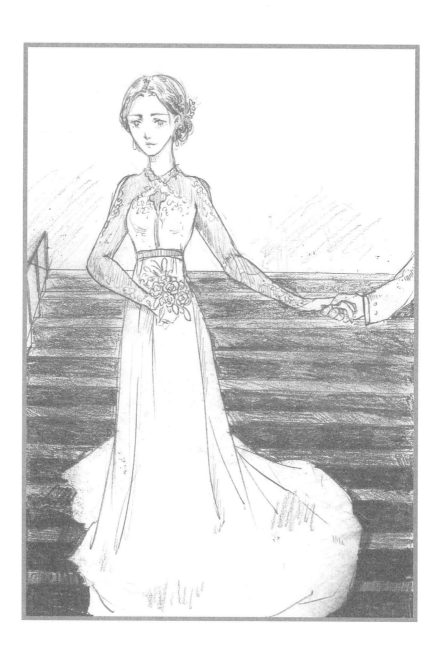

治疗后,肛周脓肿已经好转,但肛瘘仍迁延不愈,如果有条件的话,那生物制剂是首选方案。但是史晓琴和她的家人并没有底气去承担高昂的费用,和许多家境并不宽裕的病友一样,她接受了糖皮质激素联合硫唑嘌呤的治疗方案。经过近半年的治疗,她的瘘管逐渐闭合,不再为分泌物可能传出异味而忧心忡忡,也不再害怕与人交往。那种轻松干爽的感觉,终于回来了。入春之后,由于炎症控制良好,激素顺利减停,目前只用硫唑嘌呤维持疗效。这简简单单的药物,让她对未来重新有了企盼。春日是如此美好,在春日中复苏的感觉更是如此美妙!

史晓琴找到那家酒店,看到盛装的何煦媛和万山正在为婚礼做最后的彩排。她望着一袭白色婚纱的煦媛认真而幸福排练的样子,不忍打扰。退到婚礼大厅的一角,史晓琴细细打量着这里别致的布景:淡紫色的纱幔和薰衣草,加上白玫瑰花艺的布景,显得浪漫而温馨,印着两位新人卡通形象的背景墙活泼又喜庆。晓琴心头一热,这个用心的妹妹,真的把自己的梦想变成了现实。背景墙的卡通画是煦媛亲自绘制的,历时2个月,数次修改,光是给晓琴看过的,就有五稿。今天呈现的果然比之前的手稿更出色,不知又耗费了她多少心血。晓琴对煦媛一向钦佩,这下竟生出一丝心疼。

大厅一侧的投影幕布上,循环播放着煦媛和万山从校园相识到现在一路走来的照片合集。史晓琴看着这些陌生的照片，脑海中同步播放的是半年来煦媛与自己交往的点点滴滴。从闻主任诊室外候诊椅上的初见，到28号病床的相识；从邀请她参加病友聚会，到陪伴她复查肠镜；从同游元宵灯会，到相约清明踏青……一幕幕，像放电影一样，在脑海中闪现。煦媛就像一架小耕犁，一点点地松动了她苦涩的心田，终于让她在这个春天，再一次接纳了阳光雨露的滋养。生活的勇气，在心底滋长起来。

彩排结束，煦媛欣喜地看到了史晓琴，没料到她居然这么早就到了，原先还担心她不会来。她招呼晓琴入座，告诉她同桌的还有几位"火焰团"成员，并且这桌还特别定制了适合他们的晚餐。饮食是史晓琴之前最为顾虑的，没想到煦媛安排得如此贴心。

婚礼如期开场，舞台灯把煦媛照得明艳动人。史晓琴目不转睛地看着她，听她和万山念出那些熟悉的结婚誓词，努力地回想自己的当年。史晓琴当年的婚礼的样子，她居然一点都回忆不起来了。那一片混沌的日子，遥远而模糊。她恍惚觉得自己就是台上的煦媛，即将认真而勇敢地开始一段新生活。但她又立刻认识到，自己生活的起点不在婚礼的台上，而在自己的脚下。此刻，她的内心平静而温暖。没有艳羡，没有悔恨，只想把她满满的祝福给这个给了她太多帮助的小妹妹。

煦媛挽着万山过来敬酒，史晓琴情不自禁地握住煦媛的

手,轻声嘱咐:"妹妹,我傻傻丢失的日子,你一定要替我幸福
地度过。"

何煦媛的婚礼,史晓琴的新生。生活总是给人惊喜。

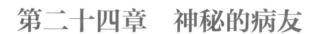

第二十四章　神秘的病友

"听说你老婆得了克罗恩病？"

一条新朋友验证信息突然出现在万山的微信中，此人 ID 为"孤城"。

万山皱了皱眉头，这唐突而粗鄙的招呼让他很不舒服。本想直接忽视这条消息，但出于好奇，他还是通过了此人的验证。

万山：你哪位？

孤城：兄弟，我们一个单位的，我在另一个部门工作，你可能不认识我。

万山：找我什么事？

孤城：我和你老婆得了同一个病，但我的病恐怕又复发了，心里难受，想找你们聊聊。我自己一个人快撑不下去了……

万山头皮一阵发麻，他感觉到一股发自对方心底的绝望从手机屏幕直透过来。

万山：你叫什么名字，哪个部门的？

孤城：别问我是谁，单位里没人知道我得了这个病，这个微信号也只是我的马甲号。我想保留点隐私。

万山：我在明，你在暗，这样的交流不够真诚吧！

孤城：兄弟，对不住，但实在是，压力太大。

万山：你怎么找到我的？

孤城：感谢万能的单位群。

万山：你想怎么办？

孤城：能加嫂夫人的微信吗？

万山：不合适吧，有话我们可以一起说。

孤城：唉，兄弟还是信不过我。那等嫂夫人在的时候再说吧。

万山结束了这段诡异的对话。不光是因为看不惯这个"孤城"不甚光明磊落的做派，更重要的是，他有一种自己的隐私被窥探的恼怒感。尽管他早已全盘接受煦媛的身体状况，但也不愿意别人把他家人的事情当谈资。他悻悻地回到家，把这段对话拿给煦媛看。

"这人还真是挺奇怪的，不妨让我来会会他。"煦媛接过手机，打上一行字。

万山（煦媛）：在吗？我是万山的爱人。

孤城：在！

对方秒回。

煦媛吃了一惊,莫非他一直守着手机?

万山(煦媛):你是什么情况?

孤城:克罗恩病,5年,又"梗"了。天天喝营养液,都要喝吐了。已经住院,恐怕又要挨上一刀了。

煦媛和万山对望一眼。

万山(煦媛):那你找我们是为了什么?

孤城:我就想问一句,为什么我那么努力了,却还是得不到好结果?

万山(煦媛):看来你的故事不简单,说说看吧。

孤城:有空听?太好了。我得病5年了。最开始是肚子莫名其妙地疼,有天晚上疼得实在受不了,到医院挂了个急诊,医生说我是"急性阑尾炎",当晚就被拉去开了一刀。本以为切掉阑尾没啥大不了的事,没想到这个噩梦这才开始。手术后不到3个月,刀疤附近的肚子又开始疼了,没之前疼得狠,但也够折磨人的。我去找当初给我开刀的医生,做了一堆检查,他说我这是"术后肠粘连",禁食输液几天,不疼了就让我出院了。后来1年内居然反复疼了三四次,我再也不信任那医生了,换了家医院,做了个肠镜,那边医生告诉我,我得的是"克罗恩病",根本不是"术后肠粘连"!

万山(煦媛):你是有回盲部的病变吧?我有好几个病友有和你类似的经历,一开始误诊为阑尾炎,最后兜兜转转,才确诊为克罗恩病。诊断这病不容易,好在你最后还是确诊了。

孤城:我只觉得我应该更早确诊才对。整整耽误了1年!

万山(煦媛):我是得病半年多才确诊的,早期是我自己大意了。不过幸好治疗效果不错,现在控制得还行。你呢?后续似乎不乐观?

孤城:你出现肠道狭窄了吗?

万山(煦媛):目前没发现。

孤城:那你够幸运的。我做第一次肠镜时就发现肠道狭窄了,最窄的地方估计也就能插根筷子。我的主治医生当时就跟我说,没准哪天还要挨第二刀。我问他怎么才能不开刀。他说用激素,不行的话就用免疫抑制剂,最好不吃饭,只喝营养液,还得是从鼻子下插根胃管来灌营养液。他在开玩笑吧!

万山(煦媛):他还真不是开玩笑。就我身边病友的情况来看,长期鼻饲很管用,有些病友就靠着这些营养液减少了肠道炎症,延缓病情甚至避免了手术。

孤城:别人啥情况我不知道,但我不能这么干。

万山(煦媛):为什么?

孤城:因为我还得继续工作!你知道我费了多大的劲才在这个城市立足吗?我在我们部门大概是干得最勤恳的员工,我需要这份工作,我也爱这份工作,但是如果让我们领导知道我的情况,那恐怕我会丢了这个工作。所以,在鼻子里插着管子上班？不可能！

万山（煦媛）：我理解你的处境，也有点佩服你对事业的追求。但是，毕竟身体是第一位的。对于我们这种疾病，早期有效治疗是最关键的。早期把疾病控制好，你将来才有机会在事业上大展宏图！我想你的部门领导，也不至于这么不通人情吧。

孤城：领导嘛，一面同情着你，一面无情地剥夺你的机会。这年头，谁也不欠谁，你没本事拿机会，那机会就会被别人抢走。我不能退，因为我没有退路。

万山（煦媛）：我觉得你很现实，但是太悲观了。

孤城：我悲观吗？我不觉得。有个词叫"身残志坚"。我都没残呢，怎么就不能意志坚强了？只要不插胃管，医生说的其他要求，我全能做到。不让吃正常的食物，我就喝营养液，严格按照能量要求喝，哪怕要喝吐了，都逼着自己坚持。药就更不用说了，严格按照医嘱，一顿没落。医生让我什么时候复诊，我都尽力配合。他们说这病要"自我管理"，我把自己的身体当作我负责的项目一样严格管理，还不够吗？同时，我该做的工作一项没落下，没人知道我背后比别人多付出了几倍的努力。去年复查肠镜，狭窄程度比之前有好转，我回家大哭了一场。我想我咬坚持牙的努力终于有了回报！

万山（煦媛）：我现在有些佩服你了。

孤城：可那有什么用?！上个月我又开始腹痛。我知道一定是又有狭窄了。我从没懈怠,我一直那么努力,却还是这样的结果!最近我每天晚上都数着自己的腹痛次数而失眠,我是一个对自己相当"狠"的人,从小能忍、能扛,但我现在真的扛不住了。我快崩溃了!

万山(煦媛):我不知道要怎样安慰你。但是我想,你给了自己太大的压力。弦绷太紧是会断的,人也是啊。我的病情虽然没有你的那么严重,但我能理解你的心情。暂且不谈之前经历的,我想你现在需要抛开一切,把当前的难题克服过去,哪怕再经历一次手术,只要是向着好的方向努力,就不能丧失信心。

孤城:我恨我的身体!我恨上天的不公!我的起跑线本来就比很多人低,现在连追赶的过程都比别人艰辛。大概这就是命运吧,我现在开始相信宿命了,很可笑吧?

万山(煦媛):你向其他人倾诉过你的痛苦吗?

孤城:没有。不想被人可怜,更不想暴露自己的弱点。

万山(煦媛):你的家人知道吗?

孤城:没敢告诉他们。他们在老家,只当我在单位混得风生水起。我开不了口。

万山(煦媛):所以,你把自己给封闭起来了。一个人战斗,怎么会不累呢?我真的不太理解你,要知道,我也是很独立的人,但生病这事,我没想过要瞒着家人。他们的支持,是我最大的力量源泉。

孤城：我看不得他们痛苦。一个人如果能扛，那为什么要让他们难过呢？

万山（煦媛）：你的确"够狠"，或者说是有极端的完美主义。但我觉得，你恐怕首先需要与自己和解。没有人是完美的，生病不是丢人的事。对于这事，我当初花了不少时间去参悟，不敢说自己参透了，但至少我接纳了自己的不完美。我得了个可能会跟随自己一辈子的病，我认了。有些东西，我也忍痛放弃了。你可能觉得我怂，但我不再有强烈的痛苦。不用时时活在痛苦中，难道不是好事吗？

孤城：你们女人真想得开。

万山（煦媛）（煦媛真想当面扔白眼给他）：你就是传说中的"直男癌"吧？

孤城：抱歉，无意冒犯。

万山（煦媛）：好吧，或许你的世界我真的不懂。在我看来，你的经历已经够励志了。但是这个病有时候就是不按规矩出牌。我有一个尊号"教父"的病友，男的！你的经历和他相比，简直小巫见大巫。你不介意的话，我可以介绍你们认识，或许他更能解除你的"心病"。你不从自己的小世界里走出来，不与自己、不与世界和解，你迟早会被压垮的！

孤城：你说得对！我知道我自己的脾气的确是又臭又硬。

万山（煦媛）：感觉出来了。

孤城：你觉得我有救？

万山(煦媛):只要你想。要不你先给家里通报一声？如果真要手术,那是大事。

　　孤城连续5分钟无回应。

　　万山(煦媛):在?

　　孤城:嗯。在喝营养液,难喝。

　　万山:兄弟,好好休息吧,你要真有心,哪天约出来见一面,细聊。

第二十五章　边界

　　"孤城"，这个神秘的病友，像一个不速之客，闯进了煦媛的生活。万山说把他从单位里找出来应该不是难事，煦媛说不必，对于这样一个武士般忍耐的人，主动戳破未必有好处。

　　从大的方面上来讲，煦媛是能够理解孤城的。在绝大多数情况下，人的痛苦来源于自己与自己的较劲。然而，人又不能完全不较劲，否则未免会陷入虚无主义的深渊。或者，就像这句话调侃的一样：弱智儿童快乐多，疯了傻了倒也没有痛苦了。但人要是真像个傻子一样活着，那就更没有意思了。所以，人要学着与自己和解，知道自己的能力边界，能够得到的就努力去得到，得不到的话就和那个打了鸡血的自己握手言和。最起码开心地活着才是最重要的。而这个能力的边界到底在哪里，恰恰是个最难捉摸的问题。

对于炎症性肠病的病人而言，在自身能力边界之外，还有一个疾病发展的边界，即我们所有的努力最终会让疾病好转达到的最大程度是什么。就像每个人的能力边界不同，这个疾病发展的边界，也是因人而异的。而这两个边界又是什么样的关系？交集的范围有多大？交集的边界又在哪里？都是更难以回答的问题。对于这个有超高难度的问题，煦媛曾经想了很久，甚至企盼哪位大神能给出数学模型。最后，她自己下了结论：疾病发展的边界，暂时无解。人体是个太过复杂的机器，所有的部件之间都有精密的连接。人类目前探索疾病机制过程中已经阐明的"信号通路"，恐怕只是冰山一角，甚至连冰山一角都不是，或许只是沧海一粟。由现有的生命物质所构成的人脑，是否有先天的能力去完全解析生命的终极奥秘？煦媛不知道，但是她隐隐地觉得，人脑能力的有限性或许是对人类自身的保护，因为一旦洞悉了生命的终极奥秘，人类可能就会彻底失去战胜它的勇气。未来的人工智能或许能帮助人类确定疾病发展的边界，但目前，对于这个边界，煦媛不予预设，她把与疾病相关的方案交给她信任的医生来制定，而只把执行方案的任务交给自己，最后走到哪里，哪里就是边界。而关于自身能力的边界，煦媛把它定义成让自己有最大存在感而又不失快乐的地方。如果再跨过一步，就会失去快乐,那么,这里就是与自己握手言和的地方。

在煦媛看来,"孤城"已经在边界上把自己压抑得太久了,她劝他退一步,好好地与自己相处。她还想带他认识那些曾经引领自己的病友们。于是,她约他,哪怕只是见一面,聊5分钟。

"孤城"赴约了,在某地铁站台。

煦媛看到一个穿着长风衣,头发卷曲,刘海几乎要遮到眼睛,戴着黑色口罩的小伙子。在口罩的边缘,煦媛看到一根透明的细长的塑料管子盘曲到他的耳后。

"嗨!"

"嗨!"

"还习惯吗?"

"还行。"

"准备手术?"

"嗯。"

"谁照顾你?"

"我妈。"

"说了?"

"说了。"

"有人关心还是好的吧?"

"孤城"尴尬地笑了笑,始终不敢直视煦媛。他就像是一个生活在二次元的男生,跳出了电子对话框,就不会好好说话了。

他们大概聊了5分钟。"孤城"的车来了,他要回医院去。

"现在能告诉我你的名字吗?"

"我,还没准备好,手术完了再说吧。"

"你做手术的事情难道还能瞒着单位?"

"我提前请了年休假,之前两年没休过,今年攒一块儿休。他们只当我回老家了。"

"你太拼了!"

"没办法。求你替我保密,别让单位知道我的事。""孤城"说完,一头扎进了列车。

虽然只有短短5分钟,但何煦媛觉得很愉快,因为她知道,她已经帮到了他。至于"孤城"仍旧匿名,煦媛已经不再介意,毕竟不是每个人都有勇气开诚布公。我们需要了解自己的边界,也需要尊重他人的边界。

第二十六章　新生命

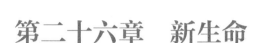

　　何煦媛怀孕了。

　　这个受精卵在这一年的初冬稳稳地把自己种进了煦媛的子宫内膜里。在这个温暖的领地里,温热的血液带来充足的养分,这个小生命与母体所有的物质交通都是安全的,友善的。于是,这个小生命放心地以蓬勃而野蛮的方式迅速生长着,一如人类史上所有健康的胚胎。

　　何煦媛和其他准妈妈一样,恨不得从孕期开始,就把一切最好的东西送给宝宝。她不希望身上有任何药物的负荷,但是完全停药不是当前就可以讨论的话题。2个月前,经肠镜等检查评估,煦媛的病情维持稳定,于是,闻主任建议停用生物制剂,换用硫唑嘌呤作为缓解期的维持治疗。何煦媛迫不及待地询问闻主任："如果想要孩子,现在是合适的时候了吗?"

"你们已经考虑备孕的问题了?"

"是啊,眼见就30岁了,我们自己想要,家里老人也有意无意地催了。其实我在2个月前就开始吃叶酸片了。"

"从克罗恩病的情况来看,你已经维持无激素缓解超过1年了,这是很不错的成绩,可以说,要孩子的基础打扎实了。但是你已经开始备孕的话,恐怕暂时就不适合换药了。我建议你整个备孕期以及孕早期和孕中期,都维持使用生物制剂,避免疾病活动,提高怀孕的安全性。"

"这样啊,那我要重新调整治疗预算啦。"

"是的。不过对你们母子来说,这是最好的选择。真心希望你们能够顺利怀孕,顺利地渡过这段非常时期。"

"闻主任,孕期使用生物制剂是安全的吧?"

"孕晚期之前都是可以安全使用的。"

"那孕晚期之后呢?"

"如果孕晚期能够保持稳定,那么我们就停止用药,等宝宝出生之后根据你的具体情况择期进行降阶梯治疗。万一孕期疾病复发,那么重启生物制剂的治疗也是可以的。"

"嗯,明白了。"

可能这场对话被正好从天上飞过的小精灵听到了。次月,它就飞进了煦媛的肚子里。

煦媛看着验孕棒上的两道杠,心头一喜,转瞬又焦急起来。她冲着万山大叫："肥哥,我有宝宝了!"

万山从卧室冲出来,高兴得上蹿下跳。

"可是……我这两天又拉肚子了,这孩子能要吗?"

万山全然没有煦媛的紧张:"偶尔拉几回肚子能说明什么? 大不了咱明天找闻主任问问,我陪你去。"

次日,煦媛带着化验单出现在闻主任的诊室。

"粪常规里显示白细胞一个+,其他正常。血常规里中性粒细胞比例稍偏高,C-反应蛋白和血沉都在正常范围。今天还有腹泻吗?"闻主任问。

"早上还有点稀,怎么办? 很久没出现连泻三天的情况了,怎么就在这个节骨眼上复发了呢? 这孩子还能要吗?"煦媛只觉得一股巨大的压力从天而降。如果没有孩子,那么她大可从容地继续观察。如果只是普通的肠道感染,大不了加用抗生素。如果真的复发了,她知道还有其他强化治疗的方法,比如加大单次生物制剂药量,缩短用药时间,甚至可以加用其他的免疫抑制剂。她可以有充分的时间去调整。但是现在,所有的可能性,以及对应的方案调整都可能影响到孩子。煦媛第一次在闻主任的诊室里急得掉眼泪,弄得闻主任有些意外。煦媛是闻主任近年来遇到的悟性与依从性最好的病人,在闻主任心里,她早已超出了一般病人的概念,倒更像是自己的得意门生。当初确诊的时候,煦媛都没有哭,而现在,煦媛的眼泪让闻主任无比心疼。这个坚强的姑娘，在即将成为母亲之际，终究露出了她最柔软的一面。

在闻主任看来，何煦媛短期的轻度腹泻并不需要立即干预，可以继续观察一两天。倒是她孕后明显的焦虑，很是需要认真对待。

"煦媛，孩子是奔着和你的缘分来的。一个小生命选择了你做他的妈妈，而且他来得那么果断，是他对你以及你身体状况的认可，你不觉得这是一件很值得骄傲的事情吗？现在你虽然感觉不到他的存在，但是他很安全。偶尔的腹泻不能说明疾病复发，也暂时不会威胁到他，你要相信他是很强壮的。"

"可是如果腹泻加重呢？"

"首先，你不要太悲观。我觉得你这次腹泻的程度比较轻，而且炎症指标并没有明显波动，复发的可能性不大。而且，孕期即使没有克罗恩病，也还会有其他波折的可能，比如胃肠炎、呼吸道感染等。你需要做的，就是和其他正常孕妇一样，尽可能地保护好自己，注意休息，避免感染。万一出现了感染，孕妇也是有安全的抗生素可选的。如果真的是克罗恩病复发了，那么我们首先需要控制疾病本身，然后尽可能兼顾胎儿的安全。因为你病情的稳定是最重要的，所谓覆巢之下，安有完卵，对不对？"

"宝宝好可怜，还没出生就要经历那么多生死考验。"

第二十六章 新生命……

123

“哈哈，没有你想的那么严重。你负责做一个坚强勇敢的妈妈，他才有机会成为一个健康强壮的宝宝。等他出生的时候，他已经过五关斩六将了，那才是真正的'赢在起跑线上'！”

“谢谢闻主任，每次都能这样安慰我。”煦媛终于露出一丝笑容。

“虽然宝宝比我预计的来得早，但是我真的很期待看到他在你身体里一点点长大。另外，孕期保持好心情也很重要，继续加油吧！”

第二十七章 宝宝的 "起跑线"

　　煦媛又失眠了,并开始怀疑自己是否真的如想象的那样坚强。

　　夜深人静,她翻看着病友群里的聊天记录,希望从前人怀孕的经历中汲取一些力量。曾经,这个群里诸如"教父"和"康神"的励志故事把她带出了患病之初的阴暗。现在,她又以当初的心态来寻求新的精神食粮。说来奇怪,直到自己怀孕,她才发现,群里姐妹分享的经验和教训蕴藏着那么丰富的信息。这也算是"孕妇效应"的体现吧。

　　有一位患溃疡性结肠炎的女士,备孕多年,终于在35岁那年病情缓解之际成功怀孕。受"孕妇不能服药"的思想的影响,她停用了已经服用了近2年的美沙拉嗪,结果怀孕2个月后血便复发,孩子不幸流产。无独有偶，另一位在怀孕期间停用美沙拉嗪的溃疡性结肠炎女士，则是在艰难地生下孩子后，腹泻重现，并发现肛瘘。两位生育坎坷的女士，都是加入病友群后才恍然大悟：对于溃疡性结肠炎病人，美沙拉嗪本来就是应该在孕期维持服用的安全药物！她们对药物不必要的禁忌，恰恰将自己和孩子置于了疾病复发的危险境地。

闻主任曾在一次病人教育会上说过，在疾病的缓解期怀孕，维持孕期的缓解状态，是生育一个健康孩子最重要的前提。孩子的起跑线不是家庭经济条件，也不是所谓的"早教"，孩子真正的起跑线，是母亲的身心素质。对于患炎症性肠病的母亲来说，她们自己身体和心理状况的稳定，就是孩子最好的起跑线。

煦媛庆幸自己遇到了闻主任，闻主任帮她认清危险，帮宝宝准备好了那条珍贵的"起跑线"。那两位姐姐的医生没有嘱咐过她们孕期不该停药吗？或许没有，也或许有而被她们自负地拒绝了。

除了姐妹们触目惊心的惨痛经历，煦媛也在群里找到了一些正能量。比如一位切除了2米多长的小肠的克罗恩病大姐，在孕期坚持靠着硫唑嘌呤和肠内营养，生下了一个6斤多重的宝宝，而她自己也并没有因为怀孕生子而遭遇疾病复发。宝宝今年3岁了，聪明伶俐，每隔几个月，大姐便会把宝宝的照片在群里晒一晒。煦媛曾经非常反感频繁晒娃的行为,但现在她恨不得大姐多晒一些,宝宝灿烂的笑脸,看得煦媛的心暖洋洋的。煦媛之前只是觉得这位大姐很伟大,但以孕妇的身份重温大姐的经历,内心竟被震动到颤抖,因为她不确定如果自己被切了2米长的小肠,是不是有那样的勇气去挑战十月怀胎。此刻,她突然有了一股强烈的冲动:一定要在闻主任的指导下,把孩子健康地带到人间! 这段经历对于自己,对于其他年轻的姐妹,真的太重要了。

心潮澎湃良久,煦媛带着美好的期待入睡了。

人总是要在一次次受挫后不断重做心理建设,才能继续笑着前行。

第二十八章　春风·怀抱

阳春,煦媛和万山泛舟湖上。

小船漂至湖心,煦媛第一次坐在湖心的位置远眺:北边的一片树林遮蔽着她的大学,那里珍藏着她的芳华,留存着她与万山最青涩的回忆;西边是密密麻麻的高楼,密得分不清彼此,但煦媛知道其中一栋楼里有一扇窗,窗上她亲手贴上的红"喜"字鲜艳依旧;南边的湖岸商业区人头攒动,商铺播放的流行音乐隐隐飘来,她隔着老远就能认出一家欧式风格的店面,那是她刚刚签约的客户的所在地;东边一片低矮的建筑群中,一栋高楼拔地而起,楼顶形似蓝色银河的标志十分醒目,煦媛心头一暖,那是她2年前重启生命模式的地方,4个月后,她的孩子将在那里出生。而她的身边,是温暖的肥哥。煦媛靠在肥哥的怀里,闭上眼睛,被幸福紧紧拥抱,陶醉于其中。

这时,煦媛肚子里的小家伙睡醒了,轻轻地踹了一脚,打破了宁静。万山轻轻抚摸着煦媛隆起的小腹,说道:"小家伙,别闹,你妈还睡着呢。"

这个小家伙,已经健康地成长了5个月:已经有了听觉,能熟悉妈妈的心跳,那心跳像整齐的鼓点;能熟悉妈妈的肠鸣,那肠鸣像小溪流水的声音;还熟悉一个叫"闻主任"的名字,因为妈妈每个月都要拜访她。这个小家伙大概知道,自己一直被精心呵护着,所以自个有时会欢快地来一个前滚翻;大概不知道,已经有太多的人为他的出生准备好了礼物,要不然他一定会迫不及待地出来了。

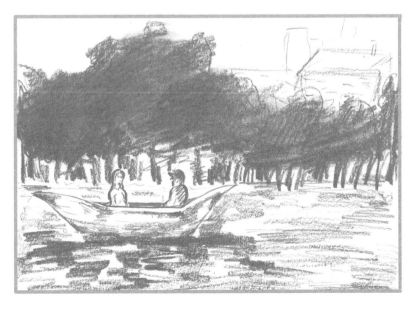

煦媛的手机发出一声轻轻的嗡鸣，微信有新消息。

吴笛：姐，今天术后第一次复查，挺好。改天请你吃饭。

煦媛：恭喜！够意思！

放下手机，煦媛继续慵懒地躺入肥哥的怀抱，任春风拂面，看春风吹皱的涟漪奔向远方。

后 记

2015年秋,第一届IBD全国病友会在杭州召开前夕,我看完了刘慈欣的《三体》,一时心潮澎湃,泯灭了十余年的小说创作冲动再次出现。彼时由浙江大学医学院附属第二医院带回的IBD公益之心尚在,那么,不如写一部有关IBD的小说吧。于是,在短短一天之内,一个"奇异"的故事框架迅速构建完成,并且趁着这股冲动,故事的第一个章节诞生了。写作本来是出于"悦己"的目的,但故事的前几章在"爱在延长"公众号平台上连载后,居然反响不错。于是,在陈焰主任的鼓励下,我决定将它完稿。

"春风度"这个名字的灵感来自那年的IBD病友会。当我看到来自杭州、广州、北京、上海、重庆、南京等12个城市的医患组成联盟,共同对抗疾病的时候,我的脑中突然跳出了一首诗:"黄河远上白云间,一片孤城万仞山,羌笛何须怨杨柳,春风不度玉门关。"我年少时便非常喜欢王之涣的这首《凉州词》,此时突然觉得它与IBD产生了某种关联。曾经,IBD作为一种罕见病,不为大众所知,除了少数大医院之外,基层医院的医生对该类疾病普遍缺乏诊治经验。过去的IBD病人，得不到专业的照护，更囿于求医路上信息的不畅，就像诗中的"塞上孤城"，处境孤危。纵使国内有优秀的IBD专家和团队，但对大多数病人而言，这些医疗资源也像"春风不度玉门关"一样，到不了他们的身边。而在当今不断发达便捷的互联网环境中，一种新的少见病诊治照护模式诞生了：通过网络互联，专科医生之间可以更有效地更新知识，紧密合作；病人可以更便捷地找到合适的诊治团队。有感于此，在第一届IBD病友会落幕之际，我写下了一篇题为"羌笛无须怨杨柳，春风已度玉门关"的活动后记，"那一刻，我看见在医患互联这条道路上所有的艰辛努力破茧成蝶；那一刻，我看见一张结满光点的大网正在全国铺开，曾经荒芜如玉门关外的艰涩心灵，迎来了一缕和煦的春风。"于是，顺理成章地，"春风度"成了这篇小说的名字。

我最初，是想写关于IBD的科普小说，后来自感能力及时间有限，驾驭不了这么庞大复杂的主题。更何况对于IBD的病因探讨及诊治观念，近年的发展更是日新月异的，让小说去承载这些细节怕有失偏颇，更担心读者会对号入座，于是在小说的后半部分便把故事的重心放到了病友的自我管理和自我成长上。

小说中大多数IBD病人是有原型的，他们是我迄今并不算长的职业生涯中的病人。小说主要成员的名字，也大多取自《凉州词》。何煦媛,小说主人公,克罗恩病病人,取自"何须怨",疾病的到来本就不可操控,少一点消极的抱怨,多一点积极的管理,应该是应对疾病最佳的态度。万山,何煦媛的男友,取自"万仞山",IBD病人需要亲友的理解与呵护,需要亲友像"孤城"背后的"万仞山"一样,始终支持,不离不弃。杨柳,诗中原词,为小说中住院医生的名字,取意于"何须怨杨柳",单纯只是想为在恶劣医患环境下的广大一线医务人员呼喊:请不要将疾病和不合理的制度带来的怨气发泄到无辜的医护人员身上,医护人员和病人,本该是同一战壕的战友。闻度,IBD专家,取自题眼"度",一个医术精湛、医德高尚的医生之于病人,正是把规范的治疗"度"进身体,把情绪的阴霾"度"出生活的那个人。如此的设定,也算是隐藏在小说中的小小彩蛋。

此次写作对我自己而言,则像是一场自我救赎。在我职业迷茫之际,点起一盏明灯,让我能够排除干扰,任性地离开当前医疗体制下大部分同道追逐的洪流,做自己认为真正有意义的事情。但苦于文笔拙笨,眼界有限,拖拖拉拉两年多才完稿。今天终于完成诺言,向CCCF递上这份礼物,还望各位读者有砖轻拍。

张馨梅

2017 年 12 月 27 日凌晨于南京

爱在延长炎症性肠病基金会介绍

爱在延长炎症性肠病基金会(the China Crohn's & Colitis Foundation, CCCF)正式注册成立于2016年8月17日,是中国第一个关于炎症性肠病(inflammatory bowel disease, IBD)的民间公益组织,为炎症性肠病病人和相关医护人员提供与IBD相关的教育培训、普及推广、学术交流、国际合作、防治研究等活动。

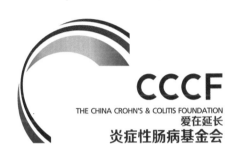

CCCF的使命:优化IBD病人的医疗条件和生活质量。

CCCF的愿景:寻求、凝聚和协同社会有效资源来创建可持续发展的IBD公益基金会。

CCCF的理念:教育是最好的药物;助人自助。

"爱在延长炎症性肠病基金会"微信平台介绍

爱在延长,意取"炎症性肠病"(包括克罗恩病和溃疡性结肠炎)中的"炎"和"肠"的谐音。其宗旨是为IBD病人提供更好的健康教育服务,同时为IBD专科医师提供相互学习的平台。让我们携手共进,精彩生活永相伴。